黄健玲中医妇科 40年践行录

陈志霞 胡晓霞 陈颐 主编

中国中医药出版社
· 北京 ·

图书在版编目（CIP）数据

黄健玲中医妇科 40 年践行录 / 陈志霞，胡晓霞，陈颐主编 .— 北京：中国中医药出版社，2020.10

ISBN 978-7-5132-6305-4

Ⅰ . ①黄… Ⅱ . ①陈… ②胡… ③陈… Ⅲ . ①中医妇科学—中医临床—经验—中国—现代 Ⅳ . ① R271.1

中国版本图书馆 CIP 数据核字（2020）第 120083 号

中国中医药出版社出版

北京经济技术开发区科创十三街 31 号院二区 8 号楼
邮政编码　100176
传真　010-64405750
山东润声印务有限公司印刷
各地新华书店经销

开本 880×1230　1/32　印张 8　彩插 0.25　字数 203 千字
2020 年 10 月第 1 版　2020 年 10 月第 1 次印刷
书号　ISBN 978 - 7 - 5132 - 6305 - 4

定价　49.00 元
网址　www.cptcm.com

社 长 热 线　010-64405720
购 书 热 线　010-89535836
维 权 打 假　010-64405753

微信服务号　zgzyycbs
微商城网址　https://kdt.im/LIdUGr
官 方 微 博　http://e.weibo.com/cptcm
天猫旗舰店网址　https://zgzyycbs.tmall.com

如有印装质量问题请与本社出版部联系（010-64405510）

主编简介

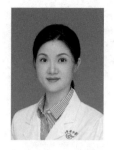

陈志霞 广东省中医院副主任医师，医学硕士，医务处副处长。第六批全国老中医药专家学术经验继承人。中华中医药学会妇科分会委员，中华中医药学会学术流派传承分会委员，广东省中医药学会第九届理事会理事，广东省中医药学会妇科肿瘤专业委员会常务委员，广东省中医药学会医疗质量与病案管理专业委员会常务委员，广东省中医药学会优生优育专业委员会委员，广东省医师协会妇产科医师分会妇科内分泌专业组成员。从事妇科临床、教学、科研工作，擅长生殖器官炎症、不孕症、月经病、妇科肿瘤等妇科疾病的中西医诊治。主持及参与省部级、厅局级课题 8 项，发表核心期刊论文 20 篇，主编及参编专著 5 部。

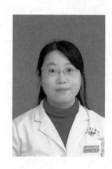

胡晓霞 主任中医师，硕士研究生导师，副教授，第六批全国老中医药专家学术经验继承人，师从省名中医黄健玲教授。现为广东省优生优育协会中医药专业委员会委员，广东省计划生育专业委员会委员，广东省医患纠纷人民调解委员会专家顾问，中国妇幼保健协会妇幼微创专业委员会宫腔镜学组委员，广东省医师学会妇科内镜医师学会第一届委员会宫腔镜医师专业组成员。从事妇科临床、教学、科研工作，主持或参与省部级、厅局级课题 5 项，发表论文 14 篇，参编著作 3 部。擅长盆腔炎、阴道炎、外阴白斑、宫腔粘连等常见妇科疾病的中西医诊治及妇科微创手术的研究。

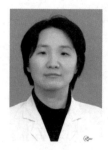

陈　颐 主任医师，医学博士，广东省中医院大院妇科主任，名老中医司徒仪教授学术继承人。现为广东省医学会妇幼保健学会学术委员，广东省中西医结合学会围手术专业委员会委员，广东省中医药学会优生优育专业委员会常务委员，广东省优生优育协会中医药专业委员会副主任委员，广东省妇幼保健协会中医保健专业委员会副主任委员。中国中医药研究促进会中西医结合妇产与妇幼保健分会常务委员，中国民族医药学会妇科专业委员会理事。从事妇科医学临床、教学、研究工作 20 余年，致力于妇科手术的微创化研究，获广东省腹腔镜及宫腔镜手术四级准入资格。擅长妇科恶性肿瘤、不孕症等各种妇科疾病的治疗治疗。主持参与国家级及省部级多项课题研究，发表学术论文 10 余篇，参编著作 5 部。先后被评为"广东省中医院第一届青年名中医""广州市实力中青年医生""朝阳人才""拔尖人才"等。

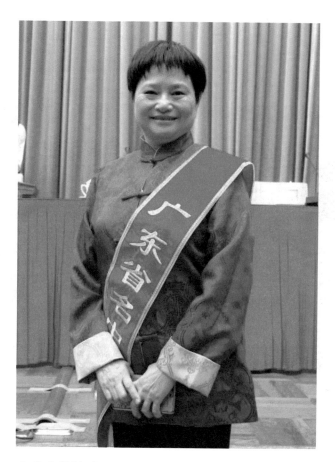

黄健玲教授近影

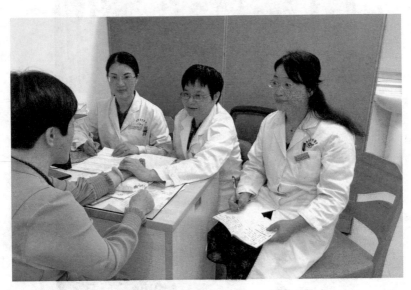

黄健玲教授（居中）在带教诊病

黄健玲教授简介

　　黄健玲教授出生于 1956 年 4 月，祖籍广东番禺，1982 年毕业于广州中医学院（现广州中医药大学）中医本科。后师从国家中医药管理局第三批全国老中医药专家经验继承人李丽芸教授并深得其真传。为中华中医药学会妇科分会常务委员、广东省中医药学会优生优育专业委员会主任委员、广东省中西医结合学会妇产科专业委员会副主任委员、广东医学会计划生育学分会常务委员。

　　黄健玲教授并非世医出身，但她天资聪慧，求学时成绩优异，加之对医学的热爱与奋发学习，在广州中医学院学习期间，寒暑六易，学习日臻。在求学期间，凭着对医学的热爱，加之刻苦学习的奋发精神，勤求古训，博采众长，学习成绩出类拔萃，是当年广州中医学院七七级的状元。她的聪慧与勤奋，凡与之接触之人无不感叹。业后，受聘于广东省中医院留院任教，未几，临证治病愈人无数，闻名遐迩。

　　黄健玲教授是著名中医学家和中医教育家。她从事中医医疗、教学近 40 年，潜心于妇科疾病的研究，尤擅长于中医妇科炎症、血证及生殖医学的研究，对盆腔炎性疾病、不孕症、异常子宫出血、子宫内膜异位症、子宫腺肌病、多囊卵巢综合征、流产、宫外孕非手术治疗及妇科肿瘤等疾病的研究有丰富的经验，尤其在盆腔炎性疾病、不孕症、子宫内膜异位症、子宫腺肌病、流产保胎方面均具有很深的造诣。黄健玲教授为中医事业倾注了毕生精力，教书育人，言传身教。自 2000 年被遴选为广州中医药大学硕士研究生导师以来，培养硕士研究生 20 余名；

2005年被遴选为广州中医药大学博士研究生导师以来，培养博士研究生10余名。他们大多已经成为医疗战线上的业务骨干，有的已经成为学科带头人。

由于工作成绩显著，2007年被广州中医药大学评为"十五"期间"211工程"重点学科建设先进个人。2015年被评为首届羊城好医生。2015～2019年均被评为岭南名医。2017年被授予"广东省名中医"称号，为全国老中医药专家学术经验继承工作指导老师。她的学术成就和医术不仅在岭南负有盛名，而且在海内外颇有声望，分别于2004年、2009年、2011年、2014年受美国加州中国医学研究院邀请赴美国加州进行对外学术交流，并被该院聘为学术顾问。

黄健玲教授学识渊博，学术思想渊源于《内经》《难经》，精于《素问》，旁及金、元、明、清诸家，熟读历代医籍，取《金匮》《良方》《女科》之精华，法古创新，临证变通，不落前人窠臼，自成一家之言。黄教授从事中医妇科临床、教学、科研工作数十载，勤勤恳恳，兢兢业业，倾毕生精力于中医妇科事业，取得了令人瞩目的成就，医、教、研硕果累累，为中医妇科事业的发展做出了突出贡献。主编出版《妇科专病中医临床诊治》《中西医结合妇产科学》《不孕症中西医结合治疗》《专病专科中医古今证治通览丛书——不孕症》《专病专科中医古今证治通览丛书——子宫肌瘤》《中西医结合治疗妇科常见病》等专著12部。主持并参与国家、省部级、厅局级科研及教学课题20多项，发表学术论文50多篇，获各级科研及教学成果奖9项。自拟方萆苓止带片、盆痛灵作为院内制剂临床应用多年，疗效显著。

序

　　中医药是中华民族文化中的重要组成部分，更是中华民族的瑰宝，几千年来为中华民族的健康做出了巨大贡献。岭南中医药作为中医学中一颗耀眼的明珠，占据着非常重要的地位。岭南地区以独特的地域文化及民族风俗孕育出具有地域特色的中医药诊疗理念，涌现出大批的岭南名中医。中医妇科源远流长，岭南中医妇科因其独特的地域及文化背景，多年来为岭南妇女防病保健、治疗疾病保驾护航，对妇科疾病疗效显著，为广大妇女所信赖。

　　黄健玲教授为广东省名中医，并多次被评为岭南名医。黄教授出生并成长于岭南，从事中医妇科临床近40载，积累了丰富的临床经验，愈人无数。同时参与教学工作，教书育人，临床带教，甘为人梯，培养了众多优秀的中医人才。黄教授学术继承人及受其培养的学生通过跟师学习著成《黄健玲中医妇科40年践行录》一书，书中归纳总结了黄教授的学术渊源及学术思想及其临床疗效显著的妇科常见病经验，其用药遣方，剖析透彻，倾囊相授，启迪至深，可供同道参考。本书的出版，不仅有利于名中医学术经验传承，还可使各家学术交融汇通，利于中医学术发展及创新，为岭南中医药事业发展添砖加瓦，促进中医药事业蓬勃发展。

　　承蒙黄教授抬爱邀余为本书作序，有幸在书稿出版前优先看到这部集黄教授多年临证经验的精华之作，获益良多，甚是欣慰，乐于为序。

司徒仪

2020年3月

前　言

　　岭南中医妇科名家黄健玲教授是广州中医药大学教授、主任医师、博士生导师，第六批全国老中医药专家学术经验继承工作指导老师，广东省名中医。黄健玲教授从事中医妇科临床医疗、教学及科研工作近40年，学验俱丰，尤其对于妇科疑难病积累了丰富的经验，专长中医综合疗法治疗盆腔炎、不孕症、子宫内膜异位症、妇科肿瘤等疾病，疗效显著。黄健玲教授学识渊博，学术思想渊源于《内经》《难经》，精于《素问》，旁及金、元、明、清诸家，熟读历代医籍，取《金匮》《良方》《女科》之精华，法古创新，临证变通，不落前人窠臼，自成一家之言。黄健玲教授继承创新，中西汇通，病证结合，与时俱进，成为岭南中医妇科的名家。

　　黄教授学术造诣精深，临床经验丰富，受岭南医家学术思想的影响，形成了独具风格的黄氏妇科，成就卓然，成为后学者的楷模。其行医仅40载，治人无数；教书育人，不遗余力，培养了大批中医骨干，为促进中医妇科学研究和中医事业的发展贡献了力量。

　　为了将黄健玲教授的学术思想和临床经验更好地继承和发扬，吾等有幸师从黄健玲教授出诊、查房、病例讨论，对黄教授的学术思想、临证经验进行归纳总结，并编撰成册。书中将黄健玲教授治疗妇科疾病的学术思想、临证经验、常见病的诊治进行深入挖掘整理，希望通过本书的出版，可使名中医经验得以传承和发扬，并与同道分享。

因水平有限，书稿整理过程中难免有疏漏，恳请各位同道斧正。

《黄健玲中医妇科 40 年践行录》编委会

2020 年 3 月

目 录

第一章　学术渊源及思想

第一节 学术渊源

黄健玲教授出生、成长、生活、工作均在岭南，师从岭南妇科名家广东省名中医李丽芸教授（现代妇科大家罗元恺教授弟子），受岭南医家学术思想的影响，黄教授秉承经典理论，综合各大医家的学术思想，在长期的临床实践中，形成了自己的学术思想。

一、肝、脾、肾与妇科疾病的渊源

1. 肾与妇科病的溯源

《素问·上古天真论》曰："女子七岁，肾气盛，齿更发长。二七而天癸至，任脉通，太冲脉盛，月事以时下，故有子。三七，肾气平均，故真牙生而长极。四七，筋骨坚，发长极，身体盛壮。五七，阳明脉衰，面始焦，发始堕。六七，三阳脉衰于上，面皆焦，发始白；七七，任脉虚，太冲脉衰少，天癸竭，地道不通，故形坏而无子也。"天癸来源于先天肾气，是影响人体生长发育和生殖的一种阴精，"天癸竭"可导致"地道不通""形坏而无子"。因此，肾虚是月经病、不孕症的病本所在，强调了肾气盛衰在月经病机及不孕症中的重要性。《素问·奇病论》"胞络者系于肾"，说明胞宫的生理活动与肾气盛衰息息相关。《景岳全书》云："肾为精血之海。"《景岳全书·妇人规》曰："故调经之要，贵在补脾胃以资血之源，养肾气以安血之室，知斯二者，则尽善矣。"明·虞抟《医学正传》曰："况月经全借肾水施化，肾水既乏，则经水日以干涸……渐而至于闭塞不通。"《傅青主女科》载："经水出诸肾。"可见，补肾为治疗月经病的第一大法。补肾在于益先天之阴，用药以填精养血为主，佐以助阳益气之品，使阳生阴长，精血俱旺，则月经正常。

现代妇科名家罗元恺结合现代医学对于女性下丘脑－垂体－卵巢－子宫轴的认识，提出"肾－天癸－冲任－子宫轴"女性性周期轴理论，并认为肾居于主导地位。《傅青主女科》指出："肾水足而胎安，肾水亏而胎动。"肾主固胎，肾气盛则孕后胞脉有力举固胎元，使胎无下坠之虑，肾气旺则胎固。可见，妇科的月经病、不孕症、妊娠病均与肾息息相关。黄教授理解并指出此轴是女性性周期调节的核心，其中肾气是这条轴的核心，并提出"天癸应是与生殖有关的内分泌激素"。在该中医轴理论中，起主导作用的脏腑是"肾"，起具体反应作用的是"胞宫"，起联系及调节脏腑与胞宫的通道是经络中的"冲任"二脉；促使胞宫能反映出有月经与孕育功能的主要物质是"天癸"。这些脏腑、经络等相互构成了一个较为完整、系统的"女子生殖生理轴"，可以被认为是现代中医妇科学的基础理论。黄教授认为，肾藏精，主生殖，胞络系于肾，五脏的阴阳皆以肾阴肾阳为根本。肾阴肾阳相互依存，互相制约，保持相对的动态平衡，维持机体的正常功能。若先天禀赋不足或房劳多产或久病大病，均可致肾虚影响冲任，发生妇科疾病。临床上常见肾气虚、肾阴虚、肾阳虚、肾精亏虚及肾阴阳两虚等证。

2. 肝与妇科病的溯源

叶天士《临证指南医案》曰："女子以肝为先天。"《灵枢·五音五味》中"今妇人之生，有余于气，不足于血，以其数脱血也"，说明了血在女子疾病中的重要地位。《灵枢·本神》说："肝藏血。"肝藏血功能的正常与否，与妇科有着密切的联系。若肝藏血功能失职，可引起月经过多、崩漏等疾病；若肝血不足，冲任脉虚，胞宫不能充盈，则多见月经后期、量少、闭经等症。《素问·阴阳别论》说"二阳之病发心脾，有不得隐曲，女子不月"，说明了女子闭经与情志失调之间的密切联系。肝主疏泄，对于调节女子精神情志、气血运行和生殖机能都有着重要作用。若气机郁结，则血运不畅，可出现经行不畅、经迟、经闭等。若肝气上逆，迫血妄行，又可出现月经过多、崩漏不止等症。朱丹溪曰："气血冲和，百病不生，一有怫郁，诸病生焉。"而六郁之中，气郁为先，古人有"气郁为六郁之始，肝郁为诸郁之主"之说。肝主疏泄，调畅全身气血，若情志内伤，肝失疏泄，则发生月经病。因此，治疗月经病以调经为最重要。清代林珮琴说"妇科首重孕育，孕育先在调经……所重尤在调肝"，充分说明了肝与妇科生理病理之间的密切联系。清代名医江涵暾在《笔花医镜》中也说："妇女之症……大要不离乎中情郁结者近是……主治之法，审无外感内伤别症，唯有养血疏肝四字，用四物汤、逍遥散之类可以得其八九。"金代著名医学家刘完素说："妇人童幼天癸未行之间，皆属少阴；天癸既行，皆从厥阴论之；天癸已绝，乃属太阴。"妇人一生从天癸至到天癸绝的几十年间，大部分疾病与肝密切相关，说明肝在女子生理病理过程中的重要性。黄教授认为，肝藏血，主疏泄，性喜条达，恶抑郁。肝体阴而用阳，具有贮藏血液和调节血流、血量的生理功能，但又有易郁、易热、易虚、易亢的特点。妇人以血为基本，若素性忧郁，或七情内伤，或他病伤及肝木，则肝的功能失常，表现为肝气郁结、肝郁化火、肝经湿热、肝阳上亢等证，影响冲任，导致妇科疾病。

3. 脾与妇科疾病的溯源

《灵枢·决气》载："中焦受气，取汁变化而赤，是谓血。"脾为后天之本，气血生化之源，脾主统血，主运化，妇女以血为本，月经、胎孕、哺乳均以血为用，血的生成不但要有水谷精微作为物质基础，还必须依赖脾的运化才能变成津血。李东垣认为："内伤脾胃，百病由生。"《妇科玉尺》"思虑伤脾，不能摄血，致令妄行"，发为崩漏。《血证论》云："血乃中州脾土所统摄，脾不统血，是以崩漏……必治中州也。"脾主统血,有赖脾气的充盛,故谓"气为血帅,血由气摄"。如脾气虚弱,统摄无权,则导致月经过多、崩漏等。《傅青主女科·带下》:"夫带下俱是湿证……夫白带乃湿盛而火衰,肝郁而气弱,则脾土受伤,湿土之气下陷,是以脾精不守,不能化荣血以为经水,反变成白滑之物。"带下此证,正是脾气虚弱,运化失调,湿聚下焦,损伤带脉而致。黄教授认为,脾主运化,为气血生化之源,后天之本,气血是经、带、胎、产、乳等生理活动的物质基础,脾主升,有统摄之功。若素体虚弱,或饮食不节,或劳倦、思虑过度,可导致脾虚发生妇科疾病。脾的主要病机为脾气虚弱、脾阳不振。

二、气血与妇科疾病的溯源

《素问·调经论》云:"人之所有者,血与气耳。"《素问·调经论》亦曰:"血气不和,百病乃变化而生。"《景岳全书·妇人规·子嗣类》有"凡男女胎孕所由,总在血气。若血气和平壮盛者,无不孕育……其有不能孕者,无非气血薄弱"之说,均提示治疗妇科疾病应该重视气血在其中的作用。宋·寇宗奭在《本草衍义》中有这样一句话"夫人之生,以气血为本;人之病,未有其不先伤其气血者",说明了气血对人体生命活动的重要性。妇人以血为本,而血的生成、统摄与运行,有赖于气的生化与调节,气又必须依靠血的滋养,故有"气为血帅,血为气母"之说。《灵枢·五音五味》曰:"妇人之生,有余于气,不足于血,以其数脱血也。"说明气血失调是妇科疾病的重要病机。《妇人大全良方》更明确指出:"妇人以血为基本。"妇人经、孕、产、乳的生理活动均需耗血,致使机体处于血常不足,相对气常有余的状态,形成了致病因素易于侵扰气血的病理特点。《灵枢·营卫生会》言"故血之与气,异名同类焉",均说明气血之间密不可分。黄教授认为,女子以血为本,以气为用，气为血之帅，血为气之母，气和血相互依存，相互滋生，调理气血是治疗妇科疾病常用的治疗大法。

三、寒、热、湿与妇科疾病的溯源

在外感六淫与内生五邪中，因寒、热、湿邪易与血相搏而发生妇科疾病。

1. 寒邪与妇科疾病

寒为阴邪，易伤阳气；寒性收引，主凝滞，易使气血阻滞不通。《素问·调经论》曰："寒独留则血凝泣，凝则脉不通。"《金匮要略·妇人杂病脉证并治》中曰："妇人之病，因虚、积冷、结气为诸经水断绝，至有历年，血寒积结，胞门寒伤，经络凝坚。"由于阳气不足，无力推动气化，内生寒邪常可聚湿生痰或使得血为寒凝，在妇人经、带、胎、产及各种杂病中推波助澜，且其所致疾病复杂多样、迁延难愈。《金匮要略·妇人妊娠病脉证并治》："妇人有漏下者，有半产后因续下血都不绝者，有妊娠下血者，假令妊娠腹中痛，为胞阻，胶艾汤主之。"《金匮要略·妇人产后病脉证并治》："产后腹中疞痛，当归生姜羊肉汤主之，并治腹中寒疝，虚劳不足。"胶艾汤及当归生姜羊肉汤二者均为治疗冲任虚寒的疾病。傅青主曾云："夫寒湿乃邪气也。妇人有冲任之脉，居于下焦……经水由二经而外出，而寒湿满二经而内乱，两相争而作疼痛。"此为寒湿困闭，阻滞经脉，导致经行冷痛、经期错后。黄教授认为，寒邪由外及里，伤于肌表、经络、血脉，入侵冲任、子宫，或阳气的温煦和气化功能减退，常可发生痛经、月经后期、闭经、月经过少、不孕症、带下病等病证。

2. 热邪与妇科疾病

热为阳邪，其性炎上，又易耗气伤津，损伤正气，津液匮乏，出现机能减退之证。热邪结聚冲任、胞中，使气血壅滞，热盛则肿、热盛则腐，发为产褥热、盆腔炎、盆腔脓肿、阴疮等。金·刘完素认识到火热是导致人体疾病产生的一个重要因素，提出了"六气皆从火化"的观点，倡导火热致病之说。在《素问玄机原病式》中，刘氏详细阐明了带下的病因病机："举世皆言白带下为寒者，误矣。所谓带下者，任脉之病也。"《素问病机气宜保命集》："赤者，热入小肠；白者，热入大肠。原其本，皆湿热结于任脉，故津液涌溢，是为赤白带下。"刘氏主张："以辛苦寒药，按法治之，使微者甚者皆得郁结开通，湿去燥除，热散气和而愈。"方用十枣汤先下之，次用苦楝丸，以大玄胡汤调下。然而刘氏强调重视"火热"病机，并不是一味偏执于寒凉，应以临证审其脏腑六气虚实，明其标本，如法治之。《宣明方论》卷十一在论述月经病时说："妇人月水，一月一来，如期谓之月信，其不来则风热伤于经血，故血在内不通。"治疗上则主张"女子不月，先泻心火，血自下也。"用药多以四物汤加芩连以清火凉血。《傅青主女科·调经》曰："先期而来少者，火热而水不足也。"此为阴虚内热，热扰冲任，冲任不固，经血妄行，故月经提前。《妇科玉尺·月经》曰："经来十数日不止者，血热也，宜止血药中加山栀、柴胡。"《兰室秘藏》曰："夫经者，血脉津液所化，津液既绝，为热所烁，肌肉消瘦，时见渴燥，血海枯竭，病名曰血枯经绝。"《景岳全书·妇人规·经脉类》曰："其有阴火内灼，血本热而亦过期者，此水亏血少，燥涩而然。"火热内生，若伤及冲任，迫血妄行，可发为月经先期、月经过多、崩漏等病证。《医林改错》"血受热则煎熬成块"，内热致瘀血热互结，煎灼血中津液，使血液黏稠而运行不畅，或热灼脉络，迫血妄行导致内出血，血液瘀滞某些部位不散而成瘀血。黄教授认为，热邪结聚冲任、胞中，使气血壅滞，宜清热解毒凉血，直折病势；对内热伤及冲任，迫血妄行，宜滋阴清热、止血调经。

3. 湿邪与妇科疾病

湿邪为六淫之一，具有易阻气机、重浊、黏滞、趋下等特性。因易与血相搏，是导致妇科疾病常见的病因之一。元·朱丹溪云"六气之中，湿热为病，十居八九"，足见其致病之广。《六因条辨·伤湿辨论》曰："盖江南地卑气湿，沿江濒海，雾露风潮，较别处尤甚。故医者，亦不务伤寒，专事湿温。"气候潮湿、冒雨涉水、久居湿地或外染湿毒以致湿邪内侵致病。《素问·太阴阳明论》说："伤于湿者，下先受之。"《傅青主女科》："夫带下俱是湿证。"湿邪流注下焦，伤及任带而为带下病。《素问·至真要大论》曰："湿客下焦，发而濡泻，及为肿隐曲之疾。"湿邪客于下焦，妇女外阴及阴道瘙痒、外阴结块红肿痛，即阴痒、阴疮。《素问·至真要大论》指出："诸湿肿满，皆属于脾。"湿邪停滞，易困阻脾阳，形成脾生湿，湿困脾，脾伤及肾或湿聚成痰的病机转归。《女科切要》云："肥白妇人，经闭而不通者，必是湿痰与脂膜壅塞之故也。"痰湿流溢经脉，阻滞气血，与气血相搏，蕴结胞中，气血失畅，血行不畅。杨士瀛《仁斋直指方》指出："况湿能伤脾，脾土一伤，百病根源。"黄教授认为，湿邪有来缓难去的特点，故湿邪致病，徐而不骤，潜藏于内，积久而发，这种隐匿性、缠绵性决定了其发病多脏受累、病机复杂、病程长久，故需要多种方法配合使用祛湿。

四、血瘀与妇科疾病的溯源

瘀血之名首见于《金匮要略》，其在《内经》有多种名称，"恶血""留血""凝血""着血"等。《说文》谓"瘀，积血也"，即言血之脱离经脉，积聚在机体内而形成的病理产物。中医学对妇科血瘀证早在《灵枢·水胀》就有"石瘕生于胞中，寒气客于子门，子门闭塞，气不得通，恶血当泻不泻，衃以留止，日以益大，状如怀子，月事不以时下"的记载。《素问·调经论》曰："寒独留，则血凝泣，凝则脉不通。"二者均指出了寒凝血瘀的证候。

汉代张仲景对血瘀证进行了辨证论治，《金匮要略·妇人杂病脉证并治》第一条曰："妇人之病，因虚、积冷、结气。"虚是气血虚少，积冷是寒邪冷凝结，结气是气机郁结。因气血贵乎充盈，气机贵乎条达，血脉贵乎温通，若三者一有所患，日久必然导致血气凝结，胞门闭塞，经络阻滞，从而发生妇科疾病。《金匮要略·妇人妊娠病脉证并治》中曰："妇人有漏下者，有半产后因续下血都不绝者，有妊娠下血者，假令妊娠腹中痛，为胞阻，胶艾汤主之。"胶艾汤起养血止血，暖宫调经之用；主治虚寒内生，冲任胞宫失于温煦，血流艰涩，血脉不利所致的妊娠腹痛或崩中漏下；体现的是因虚致瘀，治以益气养血温经、行气活血化瘀。《金匮要略·妇人杂病脉证并治》中曰："血寒积结，胞门寒伤，经络凝坚。""妇人年五十所，病下利数十日不止……瘀血在少腹不去……当以温经汤主之。"该方以温通活血之品引温补气血之品而行气血，"温通"与"温补"并重，起活血通络、温补冲任、化瘀行滞之效；主治阳虚寒凝冲任，瘀血阻滞，血脉不通所致的痛经、妇人腹痛；体现的是寒凝血瘀，治以温经散寒、活血化瘀。《金匮要略·妇人产后病脉证并治》中曰："产妇腹痛，烦满不得卧，枳实芍药散主之。"方中以芍药疏肝郁而利血脉，能缓急止痛；枳实能破结行滞，炒黑则入血分，行血中之气，为血中气药。两药合用起疏肝行气，消滞化瘀之效；主治肝郁气结之产后腹痛，经行乳房胀痛。此为气滞血瘀，当以行气疏肝、活血化瘀。此外，尚有热邪致瘀。《金匮要略·妇人杂病脉证并治》："妇人中风，七八日续来寒热，发作有时，经水适断，此为热入血室，其血必结。"即为热邪煎熬，热与血结而成瘀之热灼血瘀证。《金匮要略·妇人杂病脉证并治》："产后七八日，无太阳证，少腹坚痛，此恶露不尽；不大便，烦躁发热，切脉微实，再倍发热，日晡时烦躁者，热在里，结在膀胱也。"即言产后恶露不尽，瘀血内停，阳明里热与胞宫瘀血相兼。《医林改错》云："血受热则煎熬成块。"朱丹溪曰："血受湿热，久必凝浊。"可见，热邪灼伤津液或湿热壅遏气血皆可致瘀。

《金匮要略》亦提到出血致瘀。《金匮要略·妇人杂病脉证并治》曰"妇人有漏下者，有半产后因续下血都不绝者"，说明有瘀血的存在。《血证论》云："吐衄便漏，其血无不离经，凡离经之血……虽清血、鲜血亦是瘀血。"各种出血都有形成瘀血的因素，离经之血，留而不去，久而成瘀，瘀血阻滞经脉，新血不得归经，又可导致异常出血，出血与瘀血互为因果。《金匮要略·妇人杂病脉证并治》："妇人宿有癥病，经断未及三月而得漏下不止，胎动在脐上者，为癥痼害，所以血下不止者，其癥不去故也。"《金匮要略·妇人杂病脉证并治》"产妇腹痛……此为腹中有干血着脐下"，均是瘀血不去，日久成癥。此外，尚有风邪致瘀，外伤血瘀。《金匮要略·妇人杂病脉证并治》"妇人六十二种风及腹中血气刺痛，红蓝花酒主之"，体现的是风邪致瘀。《内经》曰："人有所堕坠，恶血内留。"各种跌仆闪挫、刀圭所伤，均可导致外伤血瘀。如现代各种妇科手术后的创口疼痛，外伤跌仆所致之血肿、胞宫瘀血，刮宫术后的生殖器感染等，都有瘀血证的证候。

对于血瘀证的治法，历代医家的认识非常宝贵。《素问·腹中论》首次提出"四乌鲗骨一藘茹丸"这一具有活血通络作用的方剂治疗闭经。隋代《诸病源候论》所列妇产科证候七卷，二百八十三论，详述了风冷、劳伤、气滞所致瘀血证，并提出了因瘀出血不可妄止的论点："凡崩中，若少腹急满，为内有瘀血，不可断之，断之经不断。"对于内有瘀血的出血，不可断然止血，应本着通因通用的原则，化瘀止血才能治疗其根本。宋代《妇人良方大全》指出妇人："气血宜行，其神自清。"金元时代张子和主张妇人"贵流不贵滞"，强调妇人气血要经常流畅，运行无碍。二者均提出妇人气血流畅的重要性。李东垣虽注重脾土，但治疗妇人积癥结块善用活血化瘀的"增味四物汤"。明代《景岳全书》载有："血有蓄而结者，宜破逐之，以桃仁、红花、苏木之属。"二者均认为对于血有蓄结的证候，应用活血化瘀之品。清代王清任认为"气通血活，何患不除"，《医林改错》中的大部分是活血化瘀方剂，其中以逐瘀活血为名的方剂，如血府逐瘀汤、膈下逐瘀汤、少腹逐瘀汤等沿用至今。唐容川《血证论》首提"诸血证俱是火疾"，强调凉血化瘀止血法，并说："凡离经之血……在身不能加于好血，反而阻新血之化机，故凡血证，总以祛瘀为要。"《傅青主女科》认为，产后多虚多瘀，恶露以畅为顺，创制产后方"生化汤"，凡新产块痛未除或兼他症者，皆以此为主。近代张锡纯主张："补药中佐使化瘀之品，有瘀者可行瘀，无瘀者以补药行滞，而补药功愈大矣。"可见，历代医家对血瘀致妇科疾病均有不同方面的认识，并不断完善，活血化瘀一以贯之。

　　妇人之生，以血为本，其经、孕、产、乳等生理特点都与血有密切关系，与男子相比更容易因血瘀造成各种疾病。一般认为，引起血瘀证的原因有寒邪致瘀，热邪致瘀，肝郁气滞血瘀，气虚致瘀，跌仆劳累，手术所伤致瘀等。黄教授在长期的临床实践中，认识到血瘀是妇科疾病发生发展的重要因素。认为血瘀即血液停积、血流不畅或停滞，血液循环障碍的发生、发展及继发变化的全部病理过程。血寒、血热、血虚、气滞、气虚、出血、久病、肾虚均可导致血瘀。血气不和，百病乃变化而生，血脉流通，病不得生，故在临证中非常注重活血化瘀，同时灵活辨证祛瘀，或行气活血化瘀，或清利湿热活血化瘀，补气活血化瘀等，力求做到气血阴阳的平衡，抓住主要病机，进行辨证论治，收到事半功倍的疗效。

（耿红玲，胡晓霞）

参考文献

[1] 陈春林，黄娴，余庆英，等．岭南罗氏妇科论治卵巢性闭经经验[J]．中医杂志，2019，60（10）：887-889.

[2] 郭瑞华．刘完素妇科学术思想特色[J]．吉林中医药,1995（1）：1-2.

[3] 陈姚宇．滋阴法在妇科疾病中的运用[J]．河南中医，2013，33（3）：329-330.

[4] 陈颐．《金匮要略》血瘀证论治方法妇科应用浅谈[J]．河南中医，2006，26（7）：14-15.

[5] 梁文珍．浅析妇科血瘀证[J]．安徽中医学院学报，1997，16（4）：2-4.

第二节　学术思想

黄教授从事中医妇科临床、教学及科研近40年，积累了丰富的临床经验，其学术思想主要体现在以下几个方面：

一、注重整体观念

　　整体观念是中医学的核心思想，是中医学理论体系的主要特点之一，是中医学关于人体自身的完整性及人与自然、人与社会统一性的认识，贯穿于中医学生理、病理、诊断、治疗、养生保健各个方面。黄教授在妇科病的诊治中，注重整体观念，时刻将其作为临床的指导思想，指导对妇科病患的诊断与治疗。首先，黄教授认为，人体是一个完整的有机体，由各个脏腑组织器官组成。而构成人体的各个脏腑组织器官之间，在结构上相互联系、不可分割，在功能上相互协调、相互为用，在病理上相互影响。生理方面的整体观，五脏、六腑、形体、官窍在结构上彼此衔接、沟通，在功能上通过精、气、血、津液互相发挥作用，从而构成了中医的"五脏一体观"——肝主怒，心主喜，脾主思，肺主悲，肾主恐。五脏功能的失调会导致人体情志失调，从而构成了中医的"形神一体观"。病理方面的整体观：人体是一个内外紧密相连的整体，"有诸内，必形诸外"。中医学在分析疾病的病机时，往往着眼于整体，着眼于局部病变引起的整体性病理反应，把局部病理变化与整体病理反应统一起来，如湿热型阴疮患者，局部表现为红肿热痛、脓稠臭秽，整体可表现为溲黄、便结、舌质红、苔黄腻、脉滑数等湿热之征象。诊治上的整体观，《灵枢·本脏》言："视其外应，以知其内脏，则知所病矣。"诊治上的整体性源于中医对生理及病理上整体性的把握，望闻问切四诊合参，如对月经失调的患者见到患者情绪低落，唉声叹气，情志不舒，眼眶黧黑的这种情况，黄教授认为肝郁肾虚，正如傅青主所言："妇人有经来断续，或前或后无定期，人以为气血之虚也，谁知是肝气之郁结乎！夫经水出诸肾，而肝为肾之子，肝郁则肾亦郁矣。肾郁而气必不宣，前后之或断或续，正肾之或通或闭耳。"或曰："肝气郁而肾气不应，未必至于如此。殊不知子母关切，子病而母必有顾复之情，肝郁而能不无缱绻之谊，肝气之或开或闭，即肾气之或去或留，相因而致，又何疑焉。"治法宜疏肝之郁，即开肾之郁也，肝肾之郁既开，而经水自有一定之期矣。其次，人与自然环境的整体性，自然环境为人类提供了赖以生存的场所，大自然中的阳光雨露、昼夜星辰、春夏秋冬、旱涝风雷等都直接或间接地影响人体的生命活动。如从事的工作，居住的环境，天气的变化均影响着人类的身体情况。如岭南地区天气湿热，居民多湿，湿邪下注，湿邪易袭阴位，从而岭南人容易患带下病、阴肿、阴疮等病。湿邪困脾，脾虚运化功能失调，多数人又患脾虚，脾虚气血运行失畅，瘀血阻滞，湿瘀互结胞宫、胞脉，易发为盆腔炎、不孕症等疾病。在治疗岭南地区人们疾病时，常常要顾护其脾胃，祛其湿邪。最后，人与社会环境的整体性，人生活在复杂的社会环境中，人体的生理活动、病理变化及疾病的发生发展无不受社会环境的影响。随着生活节奏的增快与生活成本的提高，现代人面临较大的社会压力，精神常处于较紧张的状态，这是社会环境对人体的影响，较大的精神压力或紧张的社会压力常常诱发或加重一些妇科病，如月经病及不孕症。此时要注意给患者心理疏导及怡情治疗，在药物治疗中适当加入疏肝、柔肝、补养肝血的药物如柴胡、白芍、郁金、酸枣仁等。因此，黄教授认为在妇科病的诊治中，要注重自然环境及社会环境的变化，着眼于全局，做到因地、因时制宜，灵活做出相应的调整。

二、辨证论治是核心

　　辨证论治是中医学整体观念的具体体现，是中医治疗的核心思想和特色治疗理念。辨证的核心在于"证"，即证候，是在整体观的指导下，对疾病处于某一阶段的各种临床表现进行分析、归纳和综合，从而对疾病的致病因素、病变部位、疾病的性质和发展趋势，以及机体的抗病反应能力等做出病理概括，揭示疾病的本质，确定相应的治疗方法。黄教授认为，辨证论治是在综合分析疾病证型，抓住疾病本质后所做出的针对性治疗，保证疾病的疗效。这是中医的精髓，必需精准辨证。通过中医望、闻、问、切，综合分析患者的情况，才能做到准确辨证。中医辨证论治思维首重证候之象，证候是中医学认知疾病的基本理论模式，中医学疾病证候认知并不是通过具体的实体、结构等进行认知，而是通过对人的外在生理表现等进行观察和辨识，推断其内脏功能的健康状态。中医医生主要通过对患者的气色、体态、脉象等进行观察，了解患者的生活习惯及生活环境，指出其生命活动失衡之处。比如临床中对月经量少的患者不可一味地活血化瘀来增加经量，首先辨证虚实，再根据患者临床表现，分析望闻问切信息，准确辨证，才能有的放矢，恢复患者失衡的脏腑功能。黄教授认为，四诊合参后，辨证必须着眼于整体，深究病机，辨证浮浅、欠全面，则疗效缓而局限；辨证深刻，溯根求源，识出根本病机之所在，则疗效显著；若不能详查病机，辨证有误，则治必无效。若有无证可辨之病，也应以方测证，循序渐进，探索病机，轻药缓图，不可为求速效而见痛止痛、无血攻破。黄教授一直强调整体观念及辨证论治是中医之精髓，在临证中必须将其牢记于心，深入脑髓并应用于临床。

三、辨病与辨证结合

辨病论治是根据某一疾病的特点来进行治疗，首先需要对疾病的病种做出判断，得出病名的诊断。清代名医徐灵胎在《医学源流论》中指出："欲治病者，必先识病之名。能识病名，而后求其病之所由生。知其所由生，又当辨其生之因各不同，而病状所由异，然后考其治之法。"充分说明辨病治疗的重要性。如徐氏所言，疾病的病名是对该病全过程的特点与规律所做的概括与抽象，即疾病的代名词，辨病论治着眼于疾病整个过程的病理演变，有助于从整体、宏观水平认识疾病的病位、病性、病势、邪正关系及疾病的发展变化规律。因此，辨病论治可以把握疾病的基本矛盾变化，有利于从疾病的全局考虑其治疗方法。辨证论治从患者的具体证候特点出发去确定疾病的属性、部位，从而确定疾病的治疗。

　　黄教授认为，在妇科病的诊治中首先辨病，明确疾病的种类、名称，从而对这一类疾病的规律有所认识，治疗心中有数；辨病准确后，再通过望闻问切搜集临床信息，在整体观的指导下分析收集到的临床表现，得出疾病的证候特征。中医治病，辨证是重点。具体施治时，应以辨证论治为主，兼顾疾病的特点，做到辨证与辨病论治相结合。以子宫内膜异位症为例，当患者被诊断为子宫内膜异位症时，心中便知其核心病机为"血瘀"，治疗多从活血化瘀着手，具体到个体治疗时，通过对中医四诊法搜集患者的临床表现，辨别患者主要的证候，再进行治疗。气滞血瘀者，治以行气活血、化瘀消癥；寒凝血瘀者，治以活血化瘀、温经散寒；瘀热互结者，治以活血化瘀、清热消癥；气虚血瘀者，治以益气活血、化瘀消癥；肾虚血瘀者，治以补肾活血、行气活血、化瘀消癥。如此，既可做到兼顾患者的个体化治疗，又遵循了疾病的本质特点，把握治疗方向，提高临床疗效。黄教授提倡辨证必须先识病，在识病的基础上运用辨证论治的方法确立疾病的证型，分清病性的虚实，指导临床治疗。

四、衷中参西

汇通派代表张锡纯认为："夫医学以活人为宗旨，原不宜有中西之界限存于胸中。在中医不妨取西医之长，以补中医之所短。"中西医是两门不同理论体系的科学，各具特色，各有优势。中医学强调整体观念，辨证论治，长于治本。西医则能迅速缓解症状，长于治标。在现代的诊疗中，黄教授认为要做到衷中参西，既要灵活运用中医药的各种诊疗手段与方法，充分发挥中医药治疗妇科病的优势，又要学习西医对妇科疾病的病因、发病机制、病理学的认识，利用西医学的检查手段及治疗方法，提高临床诊疗水平。衷中参西强调的是以中医为中心、西医为参考，或中医为主、西医为辅，是在整体观的指导下，在辨证论治的基础上，利用西医现代化的诊疗手段更全面地认识疾病的发生发展及预后，掌握各种中医治疗方法及西医治疗方法的特性，有针对性、有目的地配合使用，达到提高临床疗效的目的。以常见的异常子宫出血为例，对于出血多的患者，在超声排除器质性病变后，中医治疗的同时亦予西医激素快速止血，以免患者出血过多导致贫血；同时即使血止后，仍需中医药继续辨证论治，以期恢复患者月经规律，防止日后月经再次紊乱。对于反复异常子宫出血，治疗效果欠佳的患者，亦应建议宫腔镜检查排除内膜器质性病变。对于不孕症患者，黄教授会对患者不孕原因逐一排查，结合基础体温（BBT）、超声了解排卵情况，输卵管造影了解输卵管通畅情况。对于排卵障碍性不孕治疗，应用中药辨证论治甚至是结合促排卵药物恢复患者的排卵；对于输卵管阻塞的不孕患者治疗，视情况中药治疗或腹腔镜手术或辅助生育治疗。对于盆腔炎患者，黄教授均对其进行白带常规、衣原体及支原体检查，如有异常，针对病原菌进行治疗，再结合中医辨证论治，衷中参西，临床疗效更好彰显。

黄教授一直倡导中西医应取长补短，互不排斥，只要对患者有益，均可应用。诊治疾病做到衷中参西，提高对疾病的诊疗，造福百姓，实现医者的价值。

五、内外合治

内外兼治，是中医的优势。中医外治法是通过药物、温热及机械的作用，达到调节机体功能，祛除病邪的治疗目的。与内治法相比，外治法可以直接到达病变部位，能达到内服药不能起到的效果。黄教授认为，作为一名医生，只有多掌握几种方法，才能为患者提供更多治疗疾病的思路，提高临床疗效。所以在临床上，黄教授不拘泥中医药的使用，时常联合其他中医特色治疗，临床疗效大大提高。黄教授常用的外治法有：中药保留灌肠法治疗盆腔炎、子宫内膜异位症、输卵管阻塞不孕症；中药外敷法治疗盆腔炎、子宫内膜异位症、慢性盆腔痛；中药熏洗或坐浴治疗外阴炎、前庭大腺炎、阴道炎等，使药物直达病所；对于排卵障碍性不孕患者，采用针灸方法调理其肝脾肾功能，促进其卵泡发育及排卵；对于宫颈癌术后尿潴留患者，采用热敏灸及穴位埋线的方法调理其脏腑功能，疏通经络，调理气血等。外治方法有多种，外治亦是辨证地外治，需要结合患者的具体情况，选择最为合适的治疗方法。黄教授强调重视外治，不代表忽视内治，应是以内治为主，外治为辅，内外合治，增强疗效。

（胡晓霞，耿红玲）

参考文献

[1] 周荣易，马丙祥，韩新民，等 . 论中西医的整体观念 [J]. 中华中医药杂志，2019，34（7）：2854-2858.

[2] 吴俊骥，沈洪 . 基于象思维对生命现象及中医辨证论治的探讨 [J]. 临床医学研究与实践，2019（13）：143-144.

第二章 临床治疗特色

第一节　治法治则

　　黄教授从事妇科医、教、研工作近40年，对妇科疑难病积累了丰富的经验，专长中医综合疗法治疗盆腔炎、不孕症、子宫内膜异位症、妇科肿瘤等疾病，疗效显著，现将其临床特色介绍如下：

一、分期论治贯穿始终

　　月经周期的不同阶段，阴阳气血有节律地消长，胞宫定期藏泻。经期血室正开，胞宫泻而不藏，经血下行，宜调理气血，通因通用，因势利导；经后血室已闭，血海相对空虚，胞宫藏而不泻，宜养精血、调肝肾；经间期重阴则阳，乃阴阳转化之氤氲期，宜助阳活血；经前血海充盈，冲脉之气较盛，宜疏导气血、调和阴阳。月经周期不同阶段阴阳转化、消长和气血盈亏变化具有一定的规律性。黄教授认为，对于月经病的治疗需要考虑月经周期不同阶段阴阳气血的变化情况，顺应其变化规律，才能恢复月经周期。经血排出后，冲任胞宫处于相对空虚的状态，子宫藏精血而不泻，是"补阴"的最佳时期，故黄教授常在经后期加熟地黄、白芍、山萸肉、女贞子等益精养血。经间期重阴转阳，如阳气内动之时阴阳转化不协调，可能导致排卵障碍，治疗以活血化瘀、调畅血脉为主，辅以补血、温阳以阴阳并补，促使阴阳顺利转化，常加四物汤、路路通、泽兰、菟丝子、淫羊藿等。经前期排卵后，阳气渐长，此期阴阳俱盛，以备种子育胎，治疗以温肾助阳为主，辅以养血益气，常加菟丝子、巴戟天、山药、当归等。月经期重阳转阴，在阳气的推动下，子宫泻而不藏，排出经血，以活血祛瘀为基本治法，辅以补血之品，以达到祛瘀生新的目的，常以血府逐瘀汤加减为主。

　　此外，黄教授认为对非月经病的妇科疾病如盆腔炎、子宫腺肌症等亦需考虑月经周期问题，经期勿大寒大热，勿滥用辛散、收涩；经后勿滥用攻伐，经前勿滥用温补。如治疗子宫腺肌症，因子宫腺肌症发病具有显著的周期性，与月经周期关系密切。因此，针对其"病发有时"的特点，黄教授在临证中强调"分期治疗"。从子宫腺肌症的临床表现上看，痛经和月经过多是困扰子宫肌腺症患者的两大主要的症状，在辨证论治的同时可遵循中医理论中"急则治其标，缓则治其本"的基本原则，在经期以化瘀止血、调经止痛为主，切不可用破血攻伐之品，治标为先，以减轻患者的痛苦；在非经期症状缓解时，则以活血化瘀、软坚散结消癥治本为主，重在攻伐，消除病灶。

　　黄教授认为，不论是否为月经病，对妇科疾病的治疗均应考虑到月经不同阶段阴阳气血的变化规律，其实亦是整体观念的一种体现。治疗疾病也是恢复机体阴阳气血平衡的一个过程，掌握机体的变化规律，灵活施治，才能提高疗效。

二、重视湿、瘀致病因素

1. 重视湿邪，辨证祛湿

　　岭南地区多属热带和亚热带地区，终年天气炎热，天气异常潮湿多雨，炎热潮湿是其气候特点。宋代《太平圣惠方》中有云："岭南土地卑湿，气候不同，夏则炎毒郁蒸，冬则温暖无雪。"可见岭南地区之淫邪以湿热为患。在何梦瑶所著《医碥》中对冒雨卧湿、岚瘴熏蒸之外感湿病及因脾虚而致的内生湿病做了精辟的论述。书中指出了岭南人易罹湿病，不外乎三：其一是气候湿度大，人们餐风冒露；其二是四时多雨，人们涉水作业多；其三是岭南人恣食生冷肥甘之品，脾胃多夹湿。岭南地区内外湿重，湿邪是重要的淫邪。虽然岭南地处炎热地区，湿热为主，但现代岭南人勤泳浴，喜食生冷冻物、鱼虾海鲜等多湿滋腻之品，加之岭南地区居民喝凉茶和进食苦寒类药膳及空调冷气长时间开放，加重了阳虚和脾胃的损伤，寒湿凝滞体内表现出一派寒湿之象，如患者怕冷、手脚冰凉、纳差、便溏、舌淡、苔白腻、脉沉细等。黄教授认为，湿热与寒湿截然不同，湿热证可清热利湿，寒湿证则需要温通化湿。如不分寒热，认为岭南地区以湿热为主，一味地清热利湿而应用苦寒之品，寒湿或脾虚湿盛的患者必雪上加霜，所以分清寒热，治疗才不会背道而驰。如黄教授对于慢性盆腔炎患者，首先辨证湿热瘀阻还是脾虚湿瘀互结。对于湿热瘀阻的患者，常用败酱草、毛冬青、赤芍、牡丹皮、丹参等清热利湿活血化瘀；对于脾虚湿瘀互结或病程久患者，常用党参、茯苓、白术、菟丝子、肉桂等健脾温肾祛湿、活血化瘀。此外，黄教授认为湿浊可致不孕，助孕必治带，湿邪是妇科常见致病因素，主要侵入途径为泌尿生殖道，直犯胞宫、胞络。湿为阴邪，其性重浊黏滞，易阻遏气机，损伤阳气，使病情缠绵，迁延难愈，湿邪可单独致病，或合并其他病邪致病。湿从热化则为湿热、从寒化为寒湿、湿邪久郁可成痰湿、湿瘀互结为湿瘀，均可导致不孕症，黄教授将其分为湿浊、湿热、湿毒、寒湿、痰湿、湿瘀等，其中最常见为湿毒、痰湿、湿瘀。根据湿邪转化寒热虚实之不同，临床应用化湿、燥湿、渗湿、利湿和升阳温通或豁痰逐瘀等调补脏腑、冲任，健固督带，而达妊娠目的。常用治带八法：化湿除浊、清热利湿、化湿解毒、化湿祛寒、升阳除湿、温阳化湿、化湿豁痰、化湿逐瘀血等。常选用茵陈四苓汤、止带方、五味消毒饮、健固汤、完带汤、内补丸、苍附导痰丸、大黄牡丹汤等均获得良好疗效。

2. 灵活祛瘀

《妇人大全良方》有言："妇人以血为基本，气血宜行，其神自清。"

妇人经、带、胎、产、乳均以血为用。气血调和、血脉通畅、胞宫藏泄有度，则经、带、胎、产、乳均可正常。任何原因引起冲任气血不畅、脏腑功能失调，皆可致血不归经，或壅聚成癥，胞宫血脉瘀阻，变生妇科诸疾，正所谓血气不和，百病乃变化而生。黄教授认为，瘀在妇科疾病中扮演重要的作用，既是其他原因导致的病理产物，又是导致其他疾病的病理因素，所以祛瘀显得尤为重要。针对不同病因病机，祛瘀的方法不尽相同，不只是活血化瘀，需要精准辨证，分型论治才能疗效显著。黄教授时常将血瘀证分型为气滞血瘀、寒凝血瘀、肾虚血瘀、气虚血瘀、湿热瘀阻、脾虚湿瘀等，针对导致血瘀证的病因治疗，才能事半功倍。如对于湿热瘀阻型盆腔炎患者，《素问·太阴阳明论》言："伤于湿者，下先受之。"黄教授认为，胞宫居于下焦，易受湿邪侵袭，当气候潮湿，或于经期、产后、宫腔手术操作等血室正开之时，湿邪侵入胞宫，邪毒盘踞，湿邪凝滞，易导致胞宫气血运行不畅，形成下腹疼痛、腰骶酸痛；湿邪夹热毒侵袭胞宫，或湿瘀之邪日久化热，均可形成湿热瘀滞之证。黄教授认为，妇人以血为本，气血不和，百病乃生。妇人感受外邪或体内脏腑功能失调，容易引起血瘀证，瘀血阻滞经脉，气血运行不畅，不通则痛，则见腹痛。如瘀血日久，郁而化热，除表现为发热外，又能进一步加重血瘀，使疼痛加剧。故黄教授治疗盆腔炎以活血化瘀之品为君药，常用赤芍、牡丹皮、丹参。赤芍能散邪行血，活血中之瘀滞，能治腹痛坚积、血痹癥瘕，善清血分实热；牡丹皮不仅能清血分实热，亦能治阴虚发热；丹参为妇科之要药，入足厥阴肝经，能调血敛血，逐瘀生新。三者合用，清热凉血、活血祛瘀，则气血调和，病证自可除。瘀阻胞络，"血不利则为水"，可逐渐形成癥瘕。盆腔炎患者特别是伴有盆腔包块者，其表现与中医学的痈、脓相近，故消除炎症包块，可使用消痈排脓之法，常用药对为败酱草与毛冬青。败酱草首载于《金匮要略》，因其能清热解毒、消痈排脓、祛瘀止痛，常用治肠痈，亦用治心腹诸痛、破癥瘕、催生落胞、赤白带下。毛冬青为岭南常用药物，功能清热解毒、消肿止痛、利小便。两者合用，具有清热利湿消癥之效，在祛瘀的同时湿热之邪一并祛除。

三、固护正气，重视培正固本

黄教授认为，治病不只是单单治疗疾病，还要结合患者整体情况来考虑。对于体质虚弱患者不宜攻伐，即使有邪实的存在，亦应在祛邪的同时重视固护人的正气，祛邪不伤正，正气存，才能更好地祛邪。

对于慢性病如内异症、盆腔炎患者，黄教授认为久病必虚，治疗上常常需兼顾护脾胃、培元温肾，切忌一味地攻伐。临证中处处固护患者的正气，祛邪不伤正。如对于子宫内膜异位症患者，邪实确实存在，血瘀的本质在，需要活血化瘀、消癥散结，但对于体质偏弱的人不可一味地活血化瘀，攻伐太过，应同时注意固护正气，固护气血及脾肾。如盆腔炎性疾病后期的治疗，在祛邪的同时必须辅以健脾补肾之品。如于活血祛瘀之中酌加四君子如党参、茯苓、白术等；瘀血不去，新血不生，病程愈久，则血愈不生，遂由瘀致虚，当于活血中兼以养血，使瘀去而不伤血，可酌加四物如当归、白芍、熟地黄等；肾为先天之本，当于活血之中顾及命门，酌加补骨脂、淫羊藿、菟丝子温肾培元，熟附子、肉桂温命门、补真火。妇科慢性病耗伤正气，常于体虚、劳累之际反复发作，黄教授常常告诉患者要有保健预防意识，积极锻炼，提高身体素质，注意劳逸结合，增强抗病能力，预防疾病的再次发生及反复发作。对慢性盆腔炎及盆腔内异症患者，倡导广东省中医院妇科独创的盆腔操，通过锻炼改善盆腔局部血液循环，减轻患者的疼痛症状，并改善人体各系统功能，以增强体质。久病必虚，提高身体素质，增强抗病能力均是培正固本的体现。

四、强调肝郁病机，重视疏肝解郁

女子以肝为先天，肝主疏泄，体阴而用阳，主血又主气，其用属阳，其体属阴，阴性凝结，易于怫郁，郁则气滞血亦滞。肝气的正常与否，影响脏腑气机条畅。外感六淫、内伤七情等内外致病因素作用于人体，使得气血运行失常，津液输布障碍，经血当行不行，或行而不畅，或逆流至盆腔，痰浊、瘀血留滞胞宫、胞脉，导致盆腔局部微环境的改变，甚至形成病理产物。临床上常表现为月经失调，量时多时少，经期或非经期腹痛，程度不一；不孕，癥瘕，胸胁不舒，或烦躁易怒，舌红苔薄，脉弦涩等。现代生活节奏快，女性压力大，家庭及工作中，女性更容易肝气不疏，肝失条达，气机不畅，疏泻失司，从而导致一系列的妇科疾病。如气滞血瘀，气机不畅，血行迟滞，瘀血阻滞胞宫、冲任，易发子宫内膜异位症；气聚血凝，积而成块，逐日增大而成子宫肌瘤；肝失条达，气机不畅，疏泄失司，血海蓄溢失常，瘀血内停，冲任不能相资，阻滞冲任胞宫，不能摄精成孕，易致不孕症等。各种原因导致气机不利，均可导致血行不畅，从而出现经水不利、痛经等症，正如明末清初著名妇科医家傅青主亦列有"郁结血崩、多怒堕胎、大怒小产、气逆难产、郁结乳汁不通、嫉妒不孕"等证治。可见气滞血瘀在妇科疾病中是重要的病因病机，所以行气活血化瘀，重视疏肝解郁在治疗妇科疾病中显得尤为重要。

对于气滞血瘀患者的病因病机主要在于肝郁气滞，阴阳气血不调，气行则血行，气滞则血滞，遂成血瘀。如对气滞血瘀型子宫内膜异位症，黄教授常用三棱、莪术、赤芍、丹参等行气活血化瘀，同时非常重视患者情志的疏导，推崇《景岳全书·妇人规》云："妇人之病不易治也……此其情之使然也。"认为从源头去除致病因素，使肝气冲和条达，不致遏郁，则血脉得畅。黄教授经常对患者讲吃好、睡好、心情好，保持心情舒畅对于疾病的治疗及预后起着重要作用。黄教授认为，医者要加强与患者沟通和交流，只有努力让其保持精神舒畅，增强治疗信心，才能提高临床疗效。

五、中医综合疗法突出

中医文化博大精深，只要对患者有益的均可拿来应用。黄教授认为，作为一名医生，多掌握几种方法，才能为患者提供更多治疗疾病的思路，才能更好更快地帮助患者。所以在临床上黄教授不拘泥中医药的使用，时常联合其他中医特色治疗，临床疗效大大提高。

1. 输卵管阻塞不孕

黄教授认为，该病的病理关键是"瘀阻胞络"，应以活血化瘀通络为治疗基本大法，应用经验方通管调经方（由丹参、牡丹皮、赤芍、路路通、桑寄生、菟丝子、毛冬青、太子参、白术、茯苓、穿破石等组成）活血化瘀通络以外，同时应用四黄散外敷下腹部、毛冬青灌肠液灌肠、宫腔注药等相结合治疗。四黄散中黄柏、大黄、黄芩及黄连联合使用，共奏清热解毒、活血化瘀功效。蜂蜜既能赋形，又具有解毒功效，能有效增强四黄散的作用，外敷时将蜂蜜涂于四黄药饼外层，敷于患者下腹部，能够促进病变部位的热刺激，对病变部位及周围血液循环具有明显改善作用，将新陈代谢的速度加快，促进炎症消退与吸收，以防止盆腔粘连，保持输卵管通畅。此外，药物敷贴于脐下及耻骨联合处，涉及关元、气海、中极等穴位，通过四黄散的外敷，从而疏通经络，调和气血，发挥经络效应，可达祛瘀通络的治疗目的。复方毛冬青灌肠液的主要组成药物为大黄、毛冬青、黄芪、莪术等。毛冬青的主要功效为活血化瘀，畅通经络；黄芪能够达到扶正固本，补气益气，养血活血的功效；大黄疏通脉络；莪术可活血益气。现代药理研究表明，大黄、毛冬青、黄芪、莪术的共同功效为抑制细菌滋生。中药保留灌肠法是中医治疗的传统方法，采用中药作为灌肠液，药物经直肠黏膜吸收至血液中，甚至可渗透到盆腔组织中，可以降低药物口服引起的肝脏首过效应及药物毒副作用的发生，直肠黏膜将药物直接吸收后，可蔓延至盆腔组织中，能够使毛细血管通透性得到明显降低，改善炎症刺激反应，促进炎症吸收。同时，采用温度合适的灌肠液进行灌肠，不仅达到舒适的效果，也能达到局部热疗的效应，还能促进盆腔内组织的血液循环，扩张血管，促进局部组织的新陈代谢能力，具有使病变局部血管扩张，病灶变软，粘连消散，恢复输卵管功能。药物经胃肠道吸收，还能够明显改善血液循环，对输卵管壁及组织细胞的生长与修复具有改善作用，使肠蠕动功能增强，有利于成功受孕。此外，对于输卵管伞端粘连或输卵管造口术后月经干净的患者行宫腔注药，能够保证药物浓度较高，加强药物治疗效果，有利于血液循环的改善及炎症吸收，防止输卵管再次堵塞或粘连。黄教授根据多年临证经验，采用中药进行治疗，通过口服、保留灌肠、外敷及宫腔注射的方式对输卵管性不孕症患者进行治疗，中医综合疗法能改善盆腔局部微循环，改善子宫输卵管内环境，促进炎症的消退与吸收，使局部组织营养状态得到改善，防止出现粘连、结缔组织增生及输卵管阻塞等现象，使治疗后的受孕成功率及输卵管通畅率明显提高，具有良好的临床疗效。

2. 宫颈癌术后尿潴留

黄教授认为，该病的病位在膀胱，与肺、脾、肾、三焦密切相关。病因病机是术后肺脾肾气虚，尤其是脾肾气虚，脉络瘀滞，膀胱气化功能失常而水道不通，湿阻气滞。病性属于虚实夹杂，以虚为主。治疗上审因论治，独重肺、脾、肾，注重"以补为通"，并根据"上窍开则下窍自通"的理论，拟成经验方益气解癃汤（黄芪、茯苓各30g，白术、炒党参、桑寄生、山药、牡丹皮、泽泻、黄柏、乌药各10g，车前草、熟地黄、大腹皮各15g，桑白皮、半枝莲各20g）以开提肺气，开上以通下。同时，黄教授认为，当患者因手术损伤而致膀胱气化功能障碍，可使人体体表的相应腧穴发生敏化，而此时处于敏化状态下的腧穴对热的刺激变得异常敏感。黄教授临床擅用热敏灸治疗尿潴留，常选取温补脾肾、补气调气、通利下焦的热敏灸穴位（肾俞、脾俞、膀胱俞、关元、中极、气海），以疏通经络，调理气血。此外，黄教授还强调加强患者自我锻炼意识，鼓励患者积极参与锻炼，中医综合治疗屡获佳效。

3. 多囊卵巢综合征（PCOS）

黄教授在用中医中药辨证论治此病的同时，喜嘱肥胖患者配合腹针、埋线。腹针针刺治疗PCOS的机制，是通过改善胰岛素抵抗，降低胰岛素水平，从而使雄激素和促黄体生长激素（LH）水平降低、促卵泡激素（FSH）水平升高，调整并使下丘脑－垂体－卵巢轴分泌功能趋于正常，恢复排卵。埋线有长期刺激腧穴的功能，疏通经络。通过这种对穴位、经络、病变局部乃至全身的刺激作用，调整机体的抗病能力，使经络疏通，气血调和，使患者状态逐步改善。同时，患者偶见排卵，卵泡亦发育欠佳，受孕后易致流产。黄教授对于求孕患者，特别小卵泡排卵患者，喜加用梅花针调治冲任督带四脉，增加了临床疗效。

（耿红玲，胡晓霞，陈志霞）

参考文献

[1] 袁红霞，黄健玲. 黄健玲教授治疗子宫腺肌症的经验介绍 [J]. 求医问药，2012，10（7）：385.

［2］陈志霞，严孟瑜，黄健玲.从组方用药看黄健玲教授治疗盆腔炎性疾病的思路［J］.新中医，2015，47（11）：15-17.

［3］王娟，黄健玲.黄健玲运用中医综合疗法治疗输卵管性不孕60例［J］.河南中医，2015，35（12）:3137-3138.

［4］顾华，辛丽嘉.妇炎汤保留灌肠治疗输卵管阻塞性不孕的临床观察［J］.中国现代药物应用，2010，4（8）：155-156.

［5］张文英，闫东.综合疗法治疗输卵管阻塞引起不孕症的临床观察［J］.中国医药导报，2011，8（10）：182-183.

［6］李霞.中药保留灌肠治疗慢性盆腔炎的临床观察及护理［J］.中医临床研究，2015，15（7）：71-72.

［7］孙法泰，陈娣，王艳，等.清瘀通络颗粒治疗输卵管性不孕临床研究［J］.中国中医药现代远程教育，2014，12（20）：29-30.

［8］贾春霞，朱志红.中药保留灌肠在妇科疾病中的应用［J］.中国乡村医药，2011，18（4）：78-79.

［9］胡晓霞.黄健玲综合治疗宫颈癌术后尿潴留经验介绍［J］.新中医，2017，49（6）：183-185.

［10］尹小兰.黄健玲治疗多囊卵巢综合征经验［J］.河南中医，2015，35（2）：380-381.

第二节　选方特色

一、组方思路

1. 辨病与辨证相结合

"病"常包括一个发病、进展以及转归的过程，或是随时间而变化的不同证候的连续，其中多有一个贯穿病机始末的基本病理。病是对疾病发生发展全过程的特征与规律所作的概括，是支配着疾病发展全过程的根本矛盾，是疾病本质的反映。"证"是疾病过程中某一阶段或某一类型的病理概括，包括了病变的部位、原因、性质和邪正盛衰变化，能够揭示病变的机理和发病趋势。"证"是对疾病发展过程中某一阶段的特征与规律所作的概括，相对于病而言则是疾病当前阶段的主要矛盾（或矛盾的主要方面），是当前阶段疾病本质的反映。病证结合治疗则是将疾病的共性与个性结合起来考虑，兼顾处理的一种思路。疾病未诊断之前，需要辨证论治；明确诊断之后，应该辨病与辨证相结合。辨病和辨证都离不开中医治疗的根本原则——治病求于本。黄教授认为，通过病证结合，能从辨病的角度弄清疾病纵向联系的前后过程及其基本矛盾，从辨证的角度辨清疾病在此时此阶段的主要矛盾，进而把握住病变整体的纵横联系，提高临床医生的中医辨证思维能力，进而组方遣药以提高临床疗效。如子宫腺肌症患者，该病为子宫内膜腺体和间质侵入子宫肌层，形成弥漫或局限性的一种病变。中医认为其根本病机为瘀阻胞宫、冲任，治以活血化瘀为法，只有病证结合，才能更好地有的放矢，直中病机，疗效彰显。

2. 随症加减抓主症

"症"指症状体征，是疾病的外在表现。"症"是患者能主观感觉到的单个症状；"征"指能被客观发现的体征，症状和体征又被统称为"症"。"症"是疾病过程中患者主观或客观病理反映的"信息反馈"，是可获得的"最有价值"的病情资料。不同的症对疾病本质的反映程度不同，对某一疾病的诊疗过程中，医者在收集感性材料"症"的基础上通过理性加工（逻辑思辨）获得对事物本质的认识——得出"病"和"证"的概念。"症"是机体患病于某一阶段所表现的各种现象，是病和证的外在表象，是构成病或证的基本单元。症有多种，不可能面面俱到，抓住主症，抓住与疾病证候最主要的症去加减，才能有的放矢，疗效突显。如一女性患者陈述的症状里有月经量少、色暗、血块、经行腹痛伴头痛、乳房刺痛、眠差、易烦躁等一系列症状，舌淡暗夹瘀点，苔薄白，脉弦细。面对这些症状，只有抓住月经的症状及舌脉，才可达到抓住主症进行治疗。

二、常用经验方

1. 盆腔炎性疾病后遗症

（1）病机认识：盆腔炎性疾病后遗症患者可表现为下腹坠胀疼痛，腰骶酸痛，带下量多，色黄或白等症状。本病的主要病机系经行产后，胞门未闭，正气未复，风寒湿热，或虫毒之邪乘虚内侵，与冲任气血相搏结，蕴积于胞宫，反复进退，耗伤气血，虚实错杂，缠绵难愈。

黄教授认为，岭南地区盆腔炎性疾病后遗症一般不离"湿、瘀、热、虚"，岭南地区气候潮湿，易感湿邪，湿性缠绵，易生难祛。湿邪常于经期产后，或宫腔手术操作后，或因经期同房，正当血室开放，胞脉空虚之时，乘虚而入，与气血相搏结，瘀阻胞宫、胞脉，损伤任带。若湿邪阻遏气机，气机不利，则血行受阻，血瘀又可影响气机升降，导致水湿日久不化，湿、瘀胶着于冲任、胞宫，难以驱邪外出，以致病程缠绵，迁延难愈。湿邪郁久化热，久瘀不散亦可化热，热邪熏灼血脉，加重湿瘀。岭南地区之人多喜饮凉茶，脾胃损伤之症存在普遍，加之慢性病久病必虚，故虚证亦不少见。

（2）经验方：当归15g，赤芍15g，牡丹皮10g，丹参15g，香附10g，枳壳10g，车前子15g，败酱草15g，毛冬青20g。

加减法：下腹痛甚加延胡索、乌药以理气止痛；带下量多加萆薢、薏苡仁、泽泻以清热利湿。

方义解读：方中用赤芍、牡丹皮、丹参清热凉血，活血化瘀；当归养血活血；香附、枳壳理气止痛；车前子、败酱草清热利湿解毒；毛冬青活血化瘀，清热利湿。

2. 输卵管炎性不孕

（1）病机认识：本病可见于中医的不孕、带下、癥瘕、妇人疝瘕等病证。本病的发生多由经期产后，瘀血未净复外感，内伤致使宿血凝结；或由寒凝、气滞、湿热久恋下焦，导致瘀血内阻，胞脉、冲任瘀滞，以致经隧不通，不能摄精成孕。输卵管炎性不孕的根本病机是瘀阻胞络。《女科经纶》指出："夫疝瘕癥瘕，不外气之所聚，血之所凝，故治法不过破血行气。"治以行气活血化瘀通络为法。

黄教授认为，输卵管性不孕症的病理关键是"瘀阻胞络"，应以活血化瘀通络为治疗基本大法。再结合患者的体质偏盛偏虚辨证论治，常将该病分为湿热瘀结、气滞血瘀、寒湿凝滞、气虚血瘀、肾虚血瘀等证型。

（2）经验方：赤芍 15g，牡丹皮 15g，丹参 30g，路路通 30g，毛冬青 30g，香附 10g，桑寄生 15g，菟丝子 15g，太子参 20g，白术 10g，茯苓 15g，穿破石 15g。

加减法：热盛者，加黄芩、黄柏以清热；下腹痛甚者，加香附、延胡索以理气止痛；有炎症包块者，加三棱、莪术以活血消癥。

方义解读：肾为经脉之源，主生殖，该方配伍充分体现了黄教授治疗不孕强调以肾为本，调经种子；同时考虑久病多虚多瘀，在活血化瘀的基础上加用桑寄生、菟丝子、太子参、白术、茯苓以调补肾脾。方中赤芍、牡丹皮、丹参、路路通、毛冬青、香附理气活血，化瘀通络；败酱草去瘀腐，共奏行气活血通络之效。

3. 子宫腺肌症

（1）病机认识：子宫腺肌症是指子宫内膜腺体及间质存在于子宫肌层中，伴随周围肌层细胞的代偿性肥大和增生，临床表现为经量增多和经期延长以及逐渐加剧的进行性痛经。本病可归属中医"痛经""癥瘕""月经过多""经期延长"范畴。主要病机为瘀血阻滞胞宫胞脉，血液离经，瘀血积聚，影响气血运行，出现不通则痛。瘀血不去，新血不得归经，故见月经过多、经期延长；瘀血阻滞胞脉，故见婚久不孕；血瘀积久呈癥瘕，故见子宫增大，盆腔可有结节、包块。

黄教授认为，瘀血阻滞胞宫、冲任为该病的主要病机，关键在血瘀。此外，气滞、寒凝、湿热瘀阻也是该病的常见病机之一。不同病机最终也将导致机体正气受损而发病，病程较久，久病必虚，故治疗上要注意攻补结合。

（2）经验方：赤芍15g，丹参20g，三棱10g，莪术10g，鳖甲15g（先煎），当归10g，浙贝母10g，鸡内金10g，珍珠母30g，全蝎5g。

加减法：小腹胀痛者，加延胡索、木香、蒲黄、五灵脂以行气止痛；经期延长、经行不畅者，加红花、牛膝以活血调经；经量过多者，去三棱、莪术、丹参，加蒲黄、三七粉、益母草、血余炭以化瘀止血；气血虚弱者，加茯苓、白术、党参、黄芪健脾益气。

方义解读：方中赤芍、丹参、当归活血化瘀，三棱、莪术破瘀消癥，鳖甲、鸡内金、珍珠母、浙贝母软坚散结，全蝎行气止痛、破瘀散结。

三、常用经典方剂

1. 温经汤

温经汤出自《金匮要略·妇人杂病脉证并治》："妇人年五十所，病下利数十日不止，暮即发热，少腹里急，腹满，手掌烦热，唇口干燥，何也？师曰：此病属带下。何以故？曾经半产，瘀血在少腹不去。何以知之？其证唇口干燥，故知之。当以温经汤主之……亦主妇人少腹寒，久不受胎，兼取崩中去血，或月水来过多，及至期不来。"原文所论为更年期患者，曾经半产，寒邪凝滞，瘀血积于少腹，瘀血不去，新血不生，致气血亏虚，阴阳俱伤之证。温经汤具有温经、散寒、祛瘀之功效，主治冲任虚寒，瘀血阻滞证。其病机重点在于虚、寒、瘀，用药重在温经祛瘀。方中吴茱萸、桂枝温经散寒，通行血脉，共为君药。当归、川芎活血化瘀、养血调经；牡丹皮既助上药活血散瘀，又能清血分之虚热，共为臣药。阿胶、白芍、麦冬三药合用，养血调肝、滋阴润燥，且清虚热，并制吴茱萸、桂枝之温燥；人参、甘草益气健脾，以资生化之源，阳生阴长，气旺血满；半夏、生姜辛开散结，通降胃气，而且与人参、甘草相伍，健脾和胃，以助祛瘀调经；生姜又温胃气以助生化，还助吴茱萸、桂枝以温经散寒，以上均为佐药。甘草尚能调和诸药，兼为使药。诸药合用，温经散寒以活血，补养冲任以固本，则瘀血去，新血生，血脉和畅，经候自调。黄教授认为，温经汤并用温、清、消、补四法，以养血散寒、祛瘀通经为主，大量温补药与少量寒凉药配伍，使全方温而不燥，刚柔相济而成温养、温通之剂。全方共奏益气养血、温经散寒、祛瘀止痛之功。常用于痛经、不孕症、月经过少、腹痛等症，临床应用广泛。

2. 少腹逐瘀汤

少腹逐瘀汤出自《医林改错》，方中由小茴香（炒）、干姜（炒）、延胡索、没药（研）、当归、川芎、官桂、赤芍、蒲黄、五灵脂（炒）组成。主治少腹瘀血积块疼痛，或有积块不疼痛，或疼痛而无积块，或少腹胀满，或经期腰酸少腹胀，或月经不调、其色紫黑，或有瘀块，或崩漏兼白带，少腹疼痛等。方中用小茴香、肉桂、干姜味辛而性温热，入肝肾而归脾，理气活血，温通血脉；当归、赤芍入肝，行瘀活血；蒲黄、五灵脂、川芎、延胡索、没药入肝，活血理气，使气行则血活，气血活畅故能止痛，共成温逐少腹瘀血之剂。黄教授认为，该方具有活血祛瘀、温经止痛的功效，临床上不只用于寒凝血瘀型痛经，对于慢性盆腔炎、子宫内膜异位症、输卵管阻塞性不孕症、子宫肌瘤等符合肝肾等脏功能失调，寒凝气滞，疏泄不畅，血瘀结于少腹的病证均可应用。

3. 二至丸

二至丸出自清代汪昂的《医方解集》，由女贞子、墨旱莲组成。主治补益肝肾，滋阴止血。用于肝肾阴虚，眩晕耳鸣，咽干鼻燥，腰膝酸痛，月经量多。现代研究认为，二至丸有机溶剂具有睾丸酮和雌二醇的双相调节作用。研究人员以女贞子、旱莲草等补肾中药外用，作用于小鼠阴道黏膜上，产生了雌激素样作用。由此推测，二至丸具有植物雌激素样作用，可调节神经 - 内分泌系统功能。黄教授认为，该方补益肝肾、滋阴止血，常用于肝肾阴虚型崩漏或月经量多、女性围绝经期综合征治疗。

4. 归肾丸

归肾丸出自《景岳全书》。主治肾水真阴不足，精衰血少，腰酸脚软，形容憔悴，遗泄阳衰。具有补阴益阳，养血填精之功效。由熟地黄、山药、山茱萸肉、茯苓、当归、枸杞、杜仲、菟丝子组成。方中重用熟地黄滋阴养血，益精填髓为主药。山萸肉滋补肝肾，涩精止遗；山药滋肾补脾，助君药滋阴之力；杜仲补肾阳，强筋骨；菟丝子补肾益精，共为辅药。枸杞养阴补血，益精明目；当归补血调经，活血止痛；茯苓渗湿健脾，合为佐使药。全方以滋阴为主，兼补肾阳，共奏滋阴补肾之功。中医认为，肾为先天之本，元气之根，主藏精气，是人体生长、发育和生殖的根本；而且精又为化血之源，直接为胞宫的行经、胎孕提供物质基础。《傅青主女科》曰"夫经水出诸肾""经本于肾"，精血同源，经血为肾精所化。若肾气不盛，精血不足，冲任血海亏虚，则经血化源不足而致经行量少。肾对月经的产生及经量、月经周期起着极其重要的作用。现代研究表明，归肾丸具有提高机体雌激素水平或类雌激素样作用。有学者通过临床试验证明，归肾丸有助于刺激子宫内膜的增生，使子宫血流丰富，促进内膜厚度增长。黄教授常用归肾丸治疗月经后期、月经过少、子宫内膜薄型不孕症或肾阴不足引起的排卵障碍性不孕。

5. 当归芍药散

当归芍药散是《金匮要略》中活血补血的一首名方。"妇人怀妊，腹中疠痛，当归芍药散主之。""妇人腹中诸疾痛，当归芍药散主之。"该方由当归、芍药、川芎、白术、茯苓、泽泻六味药组成。方中当归、芍药为其君药。其中当归性辛甘而温，补血还有活血之功，活血化瘀而止诸痛调经；芍药性微寒，归肝、脾经，亦有养血的功效，还可以柔肝缓肝急止痛。《神农本草经》谓："主邪气腹痛，除血痹……止痛，利小便。"臣药以白术补气健脾，燥湿利水；泽泻、川芎、茯苓为佐使药，助上药健脾行气、活血利水。六药合用，更可助气血运行、疏通经络。当归芍药散为补血活血、通经利水、化湿止痛的经典方，主要治疗气血亏虚、肝脾不调的妇人腹痛等证。其病机多属气血虚损，肝郁气滞，脾虚湿滞。黄教授认为，在岭南地区虚、湿、瘀常有，当归芍药散是一首养血调肝、健脾渗湿、活血化瘀的名方，体现了肝脾两调、血水同治的特点。

6. 止带方

止带方出处《世补斋医书·不谢方》，由猪苓、茯苓、车前子、泽泻、茵陈、赤芍、牡丹皮、黄柏、栀子、牛膝组成。主治湿热型带下病。方中猪苓、茯苓、车前子、泽泻利水渗湿止带；赤芍、牡丹皮清热凉血活血；黄柏、栀子、茵陈泻热解毒，燥湿止带；牛膝利水通淋，引诸药下行，使热清湿除带自止。黄教授认为，该方具有清热解毒、燥湿止带的功效，适用于湿热型带下病、宫颈炎症。

7. 完带汤

完带汤出自《傅青主女科》，由白术、山药、人参、白芍、车前子、苍术、甘草、陈皮、黑芥穗、柴胡组成。主治脾虚肝郁，湿浊带下证。所主病证乃由脾虚肝郁，带脉失约，湿浊下注所致。治宜补脾益气，疏肝解郁，化湿止带。方中重用白术、山药为君，意在补脾祛湿，使脾气健运，湿浊得消；山药并有固肾止带之功。臣以人参补中益气，以助君药补脾之力；苍术燥湿运脾，以增祛湿化浊之力；白芍柔肝理脾，使肝木条达而脾土自强；车前子利湿清热，令湿浊从小便分利。佐以陈皮之理气燥湿，既可使补药补而不滞，又可行气以化湿；柴胡、荆芥穗之辛散，得白术则升发脾胃清阳，配白芍则疏肝解郁。使以甘草调药和中，诸药相配，使脾气健旺，肝气条达，清阳得升，湿浊得化，则带下自止。该方配伍特点寓补于散，寄消于升，培土抑木，肝脾同治。黄教授认为，白带乃湿盛之征，脾气受伤，湿土之气下陷，脾精不守，不能化荣血为经水，反变为带下。治宜大补脾胃之气，稍佐以疏肝之品，使脾气健而湿气消，自无白带之患。对于脾虚湿盛之证带下病尤为适宜，湿热带下者则不宜选用。

（耿红玲，陈志霞，胡晓霞）

参考文献

［1］谢鸣.临证选方配伍及其规律.北京中医药大学学报［J］，

1999，22（4）：2-5.

［2］程泾.妇科疑难病现代中医诊断与治疗［M］.北京：人民卫生出版社，2003.

［3］王浩，庄威，薛晓鸥.中药复方二至丸考源、沿革及现代药理研究进展［J］.辽宁中医药大学学报，2017，19（12）：93-97.

［4］何惠娟.归肾丸加减治疗肾虚型月经过少病38例临床观察［J］.光明中医，2016，31（6）：801-803.

第三节　用药特色

一、选药思路

1.固护脾胃

脾胃为后天之本，气血生化之源，气机升降的枢纽。脾胃的功能正常有赖于其他脏腑的协调。同时，脾胃功能异常亦会影响其他脏腑的功能。《素问·五脏别论》："胃者，水谷之海，六腑之大源也。"脾主运化，胃主受纳，只有通过脾胃的运化腐熟水谷精微物质才得以濡养全身。在《伤寒论》的处方用药中，多配用甘草、生姜、大枣调和胃气。其中桂枝汤一方，方中大枣、甘草、生姜调和脾胃，又防止桂枝发散太过。在其调护法中也是通过啜热粥调护脾胃，充分体现了张仲景固护脾胃的学术观点。李东垣的《脾胃论》认为，"脾胃为元气之本，元气乃先身生之精气也，非胃气不能滋之"。此即脾胃为后天之本，后天养先天的论点，脾胃功能的强弱直接影响营卫气血的运行及化生。黄教授认为，岭南人脾胃多虚弱，在临证处方用药时尤其注重脾胃，顾护后天之本，这样才能有助于药物发挥应有的作用。妇科疾病常为慢性病，需长期服药，时常固护脾胃，选药时避免过于苦寒及燥热，同时注意药味的口感，尽量选择平和易入口的如茯苓、白术、陈皮、砂仁等中药，以免患者服药时产生畏难及排斥心理。只有患者能欣然接受服药，才能产生更好的疗效。

2. 固护气血

《素问·调经论》亦曰："血气不和，百病乃变化而生。"《血证论》："气为血之帅，血随之而运行，血为气之守，气得之而静谧。"血、气相互资生和相互依存，血病可及气，气病可及血，彼此关系密切。妇女生理特点是经、孕、产、乳，均以血为用。血脉流通，病不得生；血气不和，百病乃变化而生。黄教授治疗妇科疾病时刻固护气血，即使行气活血亦不用破血、耗气之品，以免加重气血损耗。尤其是对癥瘕患者，不可一味地行气活血化瘀，应扶正祛邪。

3. 固护阴津

岭南属于亚热带地区，地理为丘陵地带，北方之寒流被五岭阻隔，故气候温热潮湿，热病较多。热扰血络，易耗气伤阴。黄教授认为，岭南温热、湿热偏重，岭南人多数偏于柔弱，体质以阴虚、气虚、气阴不足居多。一般不宜大攻大补，注重真阴之调护，反对过用辛燥。加之妇人因经孕产乳所伤，常不足于血，阴虚之证尤为常见，故须时时顾护真阴。临床中清热多用甘寒如沙参、玉竹、牡丹皮、生地黄，少选苦寒泄热黄连、黄柏；温经多用甘温菟丝子、当归，少选大热辛燥如仙茅、锁阳；补益多用平补，少选峻补之品，时刻注意顾护阴津。唯有平衡阴阳，益气养阴，补而不燥，滋而不腻，固本培元，调摄冲任，方可奏效。

二、常用药对

1. 三棱、莪术化瘀消癥散结

三棱：辛、苦，平。归肝、脾经。功能破血行气，消积止痛。用于癥瘕痞块，痛经，瘀血经闭，胸痹心痛，食积胀痛。《本草纲目》："通肝经积血，女人月水，产后恶血。"《开宝本草》："老癖癥瘕，积聚结块，产后恶血血结，通月水，堕胎，止痛利气。"王好古："三棱，破血中之气，肝经血分药也。"三棱、莪术治积块疮硬者，乃坚者削之也。

莪术：辛、苦，温。归肝、脾经。主治气血凝滞，心腹胀痛，癥瘕，积聚，宿食不消，妇女血瘀经闭，跌打损伤作痛。《药性论》："治女子血气心痛，破痃癖冷气，以酒醋摩服，效。"《日华子本草》："治一切气，开胃消食，通月经，消瘀血，止仆损痛，下血及内损恶血等。"《本草图经》："今医家治积聚诸气为最要之药，与荆三棱同用之良，妇人药中亦多使。"

黄教授认为，三棱偏于破血，莪术偏于破气。三棱为血中气药，长于破血中之气，以破血通经为主；莪术为气中血药，善破气中之血，以破气消积为主。两者配合同用，能加强破血行气作用，气血双施，活血化瘀，行气止痛，化积消块力彰。常用于癥瘕、积聚、腹痛气血瘀滞较重的病证，因二者破血行气之力强，故不宜久用，对于虚弱之人亦不宜服用。

2. 赤芍、丹参活血化瘀

赤芍：味苦，性微寒。归肝经。功能清热凉血，散瘀止痛。用于热入营血，温毒发斑，吐血衄血，目赤肿痛，肝郁胁痛，经闭痛经，癥瘕腹痛，跌仆损伤，痈肿疮疡。《神农本草经》："主邪气腹痛，除血痹，破坚积寒热疝瘕，止痛，利小便。"《本草备要》："赤芍尤能泻肝火，散恶血。治腹痛坚积，血瘕疝瘕，经闭肠风，痈肿目赤，能行血中之滞。"《滇南本草》："泻脾火，降气，行血，破瘀。"此即散血块、止腹痛、攻痈疮之功。

丹参：味苦，微寒。归心、肝经。活血祛瘀，通经止痛，清心除烦，凉血消痈。用于胸痹心痛，脘腹胁痛，癥瘕积聚，热痹疼痛，心烦不眠，月经不调，痛经经闭，疮疡肿痛。《神农本草经》："心腹邪气，肠鸣幽幽如走水，寒热积聚，破癥除瘕，止烦满，益气。"《本草纲目》："活血，通心包络，治疝痛。"《本草汇言》："丹参，善治血分，去滞生新，调经顺脉之药也。"

赤芍能散邪行血，活血中之瘀滞，能治腹痛坚积、血瘕疝瘕，善清血分实热；丹参为妇科之要药，入足厥阴肝经，能调血敛血，逐瘀生新。黄教授认为，妇人感受外邪或体内脏腑功能失调，容易引起血瘀证，瘀血阻滞经脉，气血运行不畅，不通则痛。如瘀血日久，郁而化热，除表现为发热外，又能进一步加重血瘀，使疼痛加剧。黄教授常以活血化瘀之品清热凉血、活血祛瘀，尤其对盆腔炎性疾病后遗症非常适宜。

3. 败酱草、毛冬青解毒消痈

败酱草：性凉，味辛、苦。归胃经、大肠经、肝经。功用：清热解毒，消痈排脓，祛瘀止痛。败酱草首载于《金匮要略》，因其能清热解毒、消痈排脓、祛瘀止痛，常用治肠痈，亦用治心腹诸痛、破癥瘕、催生落胞、赤白带下。《别录》："除痈肿，浮肿，结热，风痹不足，产后腹痛。"《本草纲目》："败酱乃手足阳明厥阴药也，善排脓破血，故仲景治痈及古方妇人科皆用之。"

毛冬青：为岭南常用药物，功能清热解毒、消肿止痛、利小便。主治清热解毒，活血通络。

　　黄教授认为，盆腔炎患者特别是伴有盆腔包块者，其表现与中医学的痈、脓相近，故消除炎症包块，可使用消痈排脓之法，常以败酱草与毛冬青两者合用，共奏排脓消癥、清热解毒之效。

4. 香附、郁金行气解郁，活血止痛

　　香附：辛、微苦、微甘，平。归肝、脾、三焦经。疏肝解郁，理气宽中，调经止痛。用于肝郁气滞，胸胁胀痛，疝气疼痛，乳房胀痛，脾胃气滞，脘腹痞闷，胀满疼痛，月经不调，经闭痛经。《本草纲目》："利三焦，解六郁，消饮食积聚、痰饮痞满，胕肿腹胀，脚气，止心腹、肢体、头目、齿耳诸痛……妇人崩漏带下，月候不调，胎前产后百病。""乃气病之总司，女科之主帅。"《本草衍义补遗》："香附子，必用童便浸，凡血气药必用之，引至气分而生血，此阳生阴长之义也。香附之气平而不寒，香而能窜，其味多辛能散，微苦能降，微甘能和。"

　　郁金：辛、苦，寒。归肝、心、肺经。活血止痛，行气解郁，清心凉血，利胆退黄。用于胸胁刺痛，胸痹心痛，经闭痛经，乳房胀痛，热病神昏，癫痫发狂，血热吐衄，黄疸尿赤。《本草纲目》："治血气心腹痛，产后败血冲心欲死，失心癫狂。"《本草经疏》："郁金，本入血分之气药，其治以上诸血证者，正谓血之上行，皆属于内热火炎，此药能降气，气降……则血不妄行。"《本草备要》："行气，解郁，泄血，破瘀，凉心热，散肝郁，治妇人经脉逆行。"

　　女子以血为本，赖气以运血，气为血之帅，血为气之母，气能行血，血液运行有赖于气的推动；气附存于血中，血能载气而使气有所归。因此，无论是气滞所致血瘀或血瘀所致气滞，两者均在疾病的进程中互相影响。肝主疏泄，喜条达而恶抑郁，"女子以肝为先天"，故黄教授认为妇人多郁，肝气郁结使肝经受损而疏泄失常，加上病情迁延，反

复发作，会导致精神抑郁、冲任失调，是妇科疾病重要致病因素。香附、郁金均为疏肝解郁行气之药，香附为气病之总司，郁金入血则散瘀、入气则疏肝，两者相配，既取香附行气中之血，亦取郁金利血中之气，二者相得益彰。但疏肝行气之品性多温燥，故此类药用量宜轻，以免攻伐正气太过。

5. 女贞子、旱莲草滋补肝肾

女贞子：甘、苦，凉。归肝、肾经。功效：补肝肾阴，乌须明目。《本草经疏》："女贞子，气味俱阴，正入肾除热补精之要品，肾得补，则五脏自安，精神自足，百病去而身肥健矣。"《本草纲目》："强阴，健腰膝，明目。"《神农本草经》："主补中，安五脏，养精神，除百疾，久服肥健。"《本草再新》："养阴益肾，补气疏肝。"《本草蒙筌》："黑发黑须，强筋强力，多服补血去风。"《本草备要》："益肝肾，安五脏，强腰膝，明耳目，乌须发，补风虚，除百病。"

旱莲草：甘、酸，寒。归肾、肝经。功效：凉血，止血，补肾，益阴。具有滋肝补肾，凉血止血之功能。用于肝肾阴虚，牙齿松动，须发早白，眩晕耳鸣，腰膝酸软，阴虚血热吐血、衄血、尿血，血痢，崩漏下血，外伤出血。《本草纲目》："乌须发，益肾阴。"《分类草药性》："止血，补肾，退火，消肿。治淋、崩。"《滇南本草》："固齿，乌须，洗九种痔疮。"

黄教授认为，二者药力平和，擅长滋补肝肾阴，补而不腻，对肝肾阴虚患者能起到很好的治疗作用，尤其对肝肾阴虚崩漏患者，在滋补肝肾之阴同时，又能起到凉血止血作用。

（耿红玲，胡晓霞，陈志霞）

参考文献

［1］陈志霞，严孟瑜，黄健玲.从组方用药看黄健玲教授治疗盆腔炎性疾病的思路［J］.新中医，2015，47（11）：15-17.

［2］陈志霞，黄健玲.黄健玲教授治疗功能失调性子宫出血经验［J］.世界中西医结合杂志，2019，14（6）：795-801.

第三章　专病论治经验

第一节　异常子宫出血

异常子宫出血（abnormal uterine bleeding，AUB）是妇科临床常见的症状和疾病，国际妇产科联盟（FIGO）将月经的周期频率、规律性、经期长度和出血量四项指标中任何一项不符合正常标准的、源自子宫腔的出血均定义为 AUB，不包括来自外阴、阴道、宫颈、泌尿道、肛门、直肠的出血，也不包括妊娠和产褥相关的出血。AUB 既是妇科常见的症状和体征，也可能是身体某些疾病的表现和信号，本身也是严重困扰妇女身心健康的疾病，应引起广大医生和患者的重视。

AUB 的表现多样，病因复杂，世界各国描述 AUB 的医学术语和定义存在混淆，为此，FIGO 2007 年发表了关于"正常和异常子宫出血相关术语"的共识，并于 2011 年就常见的导致育龄期非妊娠妇女 AUB 的原因发表了"育龄期非妊娠妇女 AUB 病因新分类 PALM-COEIN 系统"。我国妇科学界也存在一些混淆，如 AUB、功能失调性子宫出血（简称功血）及月经过多这 3 个术语不加区别地混用。为了与国际接轨，中华医学会妇产科分会妇科内分泌学组于 2014 年发布了中国 AUB 诊断与治疗指南，正式引进了 FIGO"正常和异常子宫出血相关术语和病因分类系统"，推荐废用"功血"一词，梳理了 AUB 病因诊断治疗流程，并总结介绍了相关导致 AUB 病因的诊治原则。

既往我国将 AUB 病因分为器质性疾病、功能失调和医源性病因三大类。2011 年 FIGO 将 AUB 病因分为两大类九个类型，按英语首字母缩写为"PALM-COEIN"。"PALM"存在结构性改变，可采用影像学技术和（或）组织病理学方法明确诊断，而"COEIN"无子宫结构性改变。具体为子宫内膜息肉（polyp）所致 AUB（简称：AUB-P）、子宫腺肌病（adenomyosis）所致 AUB（简称：AUB-A）、子宫平滑肌瘤（1eiomyoma）所致 AUB（简称：AUB-L）、子宫内膜恶变和不典型增生（malignancy and hyperplasia）所致 AUB（简称：AUB-M）；全身凝血相关疾病（coagulopathy）所致 AUB（简称：AUB-C）、排卵障碍（ovulatory dysfunction）相关的 AUB（简称：AUB-O）、子宫内膜局部异常（endometrial）所致 AUB（简称：AUB-E）、医源性（iatrogenic）AUB（简称：AUB-I）、未分类（not yet classified）的 AUB（简称：AUB-N）。AUB-L 的肌瘤包括黏膜下（SM）和其他部位（O）。

器质性疾病包括了 PALM-COEIN 系统中的 P（息肉）、A（子宫腺肌病）、L（子宫肌瘤）、M（内膜恶变和不典型增生）、C（全身凝血相关疾病）及部分 E（子宫内膜局部异常）和 N（未分类）。此外，还有该系统未包括的器质性疾病，如生殖道创伤、异物和甲状腺功能减低、肝病、红斑狼疮、肾透析等全身性疾病。医源性病因相当于 PALM-COEIN 中的 AUB-I。功能失调强调的是排除器质性疾病，无排卵性功血即为 AUB-O，有排卵功血则涉及 AUB-O 和 AUB-E。

各种病因引起的非器质性 AUB，常可表现为月经周期失去正常规律，经量过多，经期延长，甚至不规则阴道流血等，属于中医"崩漏""月经过多""经期延长""月经先期""月经先后无定期""经间期出血"等范畴。崩漏是指经血非时暴下不止或淋漓不尽，前者谓之崩中，后者谓之漏下。崩与漏出血情况虽不同，二者又可相互转化。久崩不止，气血耗损，必致成漏；久漏不止，病势日进，也将成崩。两者病理基础基本一致，故临证上常常并称"崩漏"。凡其阴道出血情况符合"崩漏"的定义者，都可纳入"崩漏"范畴。而本节仅讨论 AUB-O 和 AUB-E 所致的崩漏。

一、对病因病机的认识

崩漏病因多端，病机复杂，气血同病，累及多脏。历代医家多从虚、热、瘀三个方面进行论述，多责之肝、脾、肾三脏功能失调，尤以肾为主。黄教授认为，崩漏病机本质是由于"肾－天癸－冲任－胞宫"轴功能严重失调，冲任失调，导致胞宫藏泄无度、经血失于制约所致。黄教授指出，崩漏为病的主要病机乃脾肾气虚或肝肾阴虚为本，瘀热为标。

1. 肾虚

"经血出诸肾"，肾为先天之本，主生殖，主封藏。肾气虚，封藏失司可致崩漏。《素问·阴阳别论》曰"阴虚阳搏谓之崩"，阴虚阳亢，相火妄动，迫血妄行，发为崩漏。《素问·上古天真论》："肾气盛，天癸至，任脉通，太冲脉盛，月事以时下……"肾为封藏之本，是胞宫之所系，肾气之盛衰，直接影响月经的多少，甚则崩漏不绝或闭止不通。脾为后天之本，主统血，统摄、控制血液在脉中正常运行而不致溢出脉外。"脾胃虚损，不能摄血归源"，脾气虚运化无力、血液失去统摄，致血溢行于脉外而发为崩漏。《血证论》云："古曰崩中，谓血乃中州脾土所摄，脾不摄血，是以崩漏，名曰崩中。"后天运化失司，难以供养先天，又导致肾虚更甚，故脾虚亦是崩漏的重要病机之一。

2. 瘀血

黄教授认为，瘀血是血瘀致崩漏的重要因素之一。热灼、寒凝、气滞均可致瘀，瘀血内停，迫血妄行，血不归经而妄行，发为崩漏。《妇人大全良方》："血崩乃经脉错乱，不循故道，淖溢妄行，一二日不止，便有结瘀之血……"《备急千金要方》认为"瘀结占据血室，而致血不归经"是崩漏出血的主要原因。由此可见，瘀血是血瘀致崩的病理因素，而离经之血又可滞而成瘀，形成新的致病因素，以致崩漏经久不愈。

3. 血热

冲为血海，《傅青主女科》云："冲脉太热而血即沸，血崩之为病，正冲脉之太热也。"此即为血热妄行，发为崩漏。黄教授认为，血热的形成可因素体阳气偏盛、阴虚内热，或是感受六淫之热邪，或过食辛温刚燥之品，或是肝郁化火等。血热致崩有虚实之分，虚多实少。

崩漏发病机制复杂，常反复出血，持续不止，如暴崩出血不止又可危及生命，故属妇科难证、重证。黄教授认为，其本均在脾肾气虚或肝肾阴虚，瘀热为标，病位在冲任、胞宫，变化在气血，表现为经血非时妄行。肾阳虚则封藏失司，肾阴虚则虚火动血，脾气虚则失于固摄，故肝肾阴虚、阴虚血热、迫血妄行、血瘀阻滞冲任、血不循经等均可损伤冲任，致经血非时而下发为本病。

二、辨证论治

本病病机特点是脾肾气虚或肝肾阴虚，以肝脾肾亏虚为本、瘀热为标。出血期急则治其标，塞流、澄源并用；暴崩之际，急当止血防脱。四诊合参，辨证论治。

1. 脾肾气虚证

主症：不规则阴道出血，量多如注，或时多时少，色淡，质稀，或淋漓不止；面色晦暗，神疲肢倦，头晕耳鸣，气短懒言，畏寒肢冷，腰膝酸软，大便溏，夜尿多。舌淡胖边有齿印，苔薄白，脉沉细。

治法：健脾补肾，固冲止血。

方药：举元煎加味。

组方：党参30g，白术15g，黄芪30g，炙甘草5g，补骨脂15g，艾叶 10g，续断 15g，首乌 30g，金樱子 15g，阿胶 15g（另熔）。

方解：党参、白术、黄芪、炙甘草健脾益气；补骨脂、续断、金樱子补肾固冲；阿胶、首乌养血补血止血；艾叶温经散寒，止血调经。

加减：若经量多，色暗红夹血块，加益母草、田七、炒蒲黄以祛瘀止血；下腹胀痛，加延胡索、台乌以理气止痛。

2. 肝肾阴虚证

主症：不规则阴道出血，量时多时少，色鲜红，质稍稠；口燥咽干，五心烦热，头晕耳鸣，失眠多梦，腰膝酸软，小便黄少，大便干结。舌红，苔少，脉细数。

治法：滋养肝肾，固冲止血。

方药：二至丸加味。

组方：女贞子 15g，旱莲草 15g，岗稔根 30g，生地黄 20g，白芍 15g，金樱子 15g，首乌 30g，五味子 10g，煅牡蛎 30g，阿胶 15g（另熔）。

方解：女贞子、旱莲草补肾养肝止血；金樱子固肾收敛止血；首乌、阿胶养血止血；生地黄、白芍养阴；岗稔根补血收敛止血；五味子、煅牡蛎收敛止血。

加减：下腹疼痛夹血块，加生蒲黄、益母草、香附以理气活血，止痛止血；流血量多，加茜根、地榆以凉血止血。

3. 气阴两虚证

主症：不规则阴道出血，量多如注，或时多时少，经色鲜红，质稠；神疲乏力，面色苍白，口干，头晕目眩，心悸失眠。舌淡红，苔薄黄，脉细数。

治法：益气养阴，收涩止血。

方药：安冲汤加减。

组方：黄芪 20g，太子参 20g，白术 15g，女贞子 15g，旱莲草 15g，生地黄 20g，白芍 15g，首乌 30g，岗稔根 30g，煅牡蛎 30g，乌贼骨 15g，阿胶 15g（另熔）。

方解：黄芪、太子参、白术健脾益气；女贞子、旱莲草滋阴止血；生地黄、白芍滋阴养血；首乌、阿胶、岗稔根养血止血；煅牡蛎、乌贼骨收涩止血。

加减：出血量多，可另炖吉林参、西洋参以益气养阴；夹瘀见下腹疼痛、血块多，加益母草、血余炭、田七以祛瘀止血；兼肾虚，见腰酸，可加金樱子、续断、补骨脂以补肾益气。

4. 血热证

主症：月经提前而至，量多，或不规则阴道流血，经色深红，质稠；发热恶寒，口干口苦，小腹痛，小便黄短，大便干结。舌红，苔黄，脉滑数。

治法：清热凉血，安冲止血。

方药：清热固经汤加减。

组方：黄芩 10g，黄柏 10g，生地黄 20g，牡丹皮 15g，白芍 15g，地榆 15g，茜根 15g，大黄 10g（后下），败酱草 20g，益母草 30g。

方解：生地黄、白芍、牡丹皮清热凉血养阴；黄芩、黄柏清热泻火解毒；地榆清热凉血止血；大黄清热泻火，化瘀止血；败酱草清热解毒，活血祛瘀；益母草化瘀止血。

加减：经色暗红夹血块，加五灵脂、生蒲黄、茜根以祛瘀止血；下腹痛甚，加香附、延胡索以行气止痛。

5. 血瘀证

主症：经血非时而下，时下时止，或淋漓不净，色紫黑，夹血块；面色晦暗，下腹胀痛。舌紫黯有瘀点瘀斑，苔薄白，脉弦涩。

治法：活血祛瘀止血。

方药：失笑散合桃红四物汤加减。

组方：五灵脂 10g，蒲黄 10g，桃仁 10g，红花 5g，当归 10g，川芎 10g，赤芍 15g，熟地黄 20g，益母草 30g，香附 10g。

方解：五灵脂、蒲黄活血祛瘀止血；桃仁、红花活血化瘀；当归、川芎、赤芍、熟地黄补血和血，调经化瘀；益母草祛瘀止血；香附理气调经止痛。

加减：若经期延长，加血余炭、乌贼骨以祛瘀收涩止血。血瘀证多为兼夹证，临床上应在治疗上述证型的基础上加用益母草、蒲黄、三七等祛瘀止血药。

三、针灸治疗

1. 经外奇穴

取断红穴，位于手背部第 2、3 掌骨之间，指端下 1 寸，握拳取之。主治月经过多、崩漏，有明显减少血量的作用。毫针针刺加灸法：沿掌骨水平方向刺入 1.5～2 寸，使针感上行至肩，留针 20 分钟。起针后灸之，以艾条行雀啄术灸法，灸 10～15 分钟。

2. 体针

针刺神阙、隐白，艾灸 20 分钟，可减少血量。

3. 耳针

取穴子宫、内分泌、皮质下、肝、肾、神门。每次选用 3～4 穴，每日或隔日 1 次，中等刺激，留针 30 分钟；也可用埋针法，两耳交替使用。

四、诊治要点与用药特色

（一）标本兼顾，活用三法

对于崩漏的治疗，黄教授活用治崩三法"塞流、澄源、复旧"。塞流，用于暴崩之际，止血是目的；澄源，就是澄清本源，求因治疗，找出本质，是治疗此病的重要阶段；复旧，即固本调治，为巩固阶段，使患者月经恢复正常。黄教授遵循中医经典理论治疗崩漏"急则治其标，缓则治其本"的原则，临证根据患者病情缓急及出血量、出血时间长短，灵活掌握"塞流""澄源""复旧"三法。在出血期塞流、澄源并用，血止后复旧调周。以复旧为主，结合澄源，既有分别，又有内在联系，澄源贯穿治疗之始终。

1. 出血期急则治其标，塞流、澄源并用

黄教授结合多年的临床实践，认为本病以阴道出血的量、色、质变化为辨证要点。临证时需综合分析全身证候，辨明寒、热、虚、实。认为暴崩之际，急当止血防脱。本病病情复杂，实中有虚，虚中有实，需知常达变。崩漏出血阶段的常见证型有脾肾气虚、肝肾阴虚、气阴两虚、血热、血瘀，运用中医药治疗取得良好疗效。

2. 血止后治疗以复旧为主，调经以固本

（1）分期施治，调节周期：黄教授认为，止血后应复旧固本，继续调经，以建立正常月经周期与恢复排卵功能，一般应继续用药3～6个月，以巩固疗效，防止复发。对青春期、生育期患者的复旧目标，主要是调整肾气—天癸—冲任—胞宫生殖轴，以达到调整月经周期或同时建立排卵功能。常可采用中药人工周期疗法。

中药人工周期用药的原则：经后期着重补肾滋肾、养血调经，促进卵泡发育成熟；经间期着重助阳活血，促进阴阳转化，诱发排卵；经前期着重补肾助阳，维持黄体功能；经行之际，着重活血调经，根据经量多少随证用药。一般连续治疗 3～6 个月，可望逐渐建立正常月经周期，有的可建立或恢复排卵功能。在运用中药人工周期疗法时，主要根据患者的证候与体质特点，辨病与辨证结合，因人、因证、因时制宜，以补肾、养肝、扶脾和调理气血为法，调经治本。用中药仿人工周期疗法调经和促排卵时，要针对卵泡发育和排卵障碍的根本原因，借助卵巢功能检查的方法动态监测卵泡发育、成熟与排卵情况，适时调整方药。

中药人工周期疗法的治疗一般分为 5 个时期：一是经后期（卵泡期）：即月经周期第 7～14 天，月经初净，血海空虚，有待修复。治疗宜滋补肝肾精血，适当应用首乌、熟地黄、菟丝子、女贞子、山茱萸、桑寄生等药。二是排卵前期：即月经周期第 15～16 天，血海渐充，天癸真阴渐盈，乃阴中生阳，由阴转阳之过渡期。在辨证基础上适当加以活血化瘀理气之品，适当应用川芎、当归、丹参、赤芍、茺蔚子、牛膝等药以促使排卵。三是排卵后期（黄体期）：即月经第 17～26 天，以顺应阴消阳长之势。治宜补肾助阳，酌加菟丝子、续断、淫羊藿、杜仲、补骨脂、紫河车等药以维持黄体功能。四是经前期：即月经第 27～30 天，天癸充而冲任盛，为阳气活动的旺盛期。治宜因势利导，活血通经，适当应用当归、川芎、桃仁、牛膝、益母草等药。五是月经期：月经第 1～6 天，为阳消阴长之期，血海满溢，月经来潮第 1～2 天。如经行不畅，出血量少，可按上述经前期用活血通经药 1～2 剂；如月经已通畅，且量多，则应按上述辨证论治用止血药，使月经量减少，并在 1 周之内干净。

（2）调周固本，脾肾并重：经血乃"生化于脾，总统于心，藏受于脾，宣布于肺，施泄于肾"（《妇人规》），故五脏功能正常，则经血生化有源。对于崩漏的调周治疗，黄教授向来注重调理脾肾气血，从本论治，使月经周期恢复正常。五脏中，尤重视脾肾在月经生成中的作用，强调调经要以肾为主，脾肾并重，肝肾并调。肾气的强弱，决定月经的盈亏有无及畅通与否。《素问·上古天真论》："女子七岁，肾气盛，齿更发长；二七天癸至，任脉通，太冲脉盛，月事以时下。"崩漏的发生与肾虚有密切关系。若少女肾气未充，围绝经期女性肾气虚衰，或早婚多产，不节房事，均可损伤肾气。肾中阴阳失衡，肾阴虚或肾阳虚均可致崩。脾为气血生化之源，脾气健运，则水谷精微得以化之为血，且冲为血海，隶于阳明，阳明盛则冲脉盛，阳明衰则血源绝。脾肾又有先后天关系，只有先天促后天，后天养先天，才能使经源盛而经血流畅。因此，黄教授治疗崩漏时总以补肾健脾、益气固冲为大法，根据肾阴阳亏虚的不同，投以滋阴益肾或温肾助阳之品，常选用熟地黄、枸杞子、女贞子、旱莲草、鹿角胶、山萸肉、菟丝子、杜仲、党参、巴戟、补骨脂、肉苁蓉等；同时健脾益气，常选用党参、黄芪、白术、炙甘草、茯苓、山药等，补后天以养先天。

（二）按年龄阶段施治，注重个体化治疗方案的制定

《素问·上古天真论》总结了女性不同阶段的生理特点，刘完素曰："妇人童幼天癸未行之间，皆属少阴；天癸既行，皆从厥阴论之；天癸已绝，乃属太阴经也。"（《素问病机气宜保命集》）也就是说，青春期着重滋肾补肾，育龄期着重疏肝养肝，围绝经期着重健脾，以后天养先天。因此，治疗要因人制宜，根据不同的年龄阶段施治也是崩漏辨治的重要内容。对于青春期尤其是育龄期患者，重在调整月经周期，恢复肾—天癸—冲任—胞宫轴，建立以排卵为目的；围绝经患者重在健脾补肾，益气养血，调理身体以诱导绝经。青春期患者，辨证以肝肾阴虚多见，调经治疗以滋肾补肾调冲任为主，重用滋肾补肾药物，如桑寄生、女贞子、旱莲草、熟地黄、生地黄、菟丝子等。育龄期妇女因家庭及工

作压力较大，情志易于损伤，辨证以肝郁气滞多见，故调经治疗以疏肝解郁理冲任为主，重用疏肝养肝药物如柴胡、白芍、当归、郁金等。围绝经期妇女天癸已绝，因出血过多，气血、五脏俱虚，临床上辨证以脾肾气血亏虚多见，治疗以补肾健脾固冲任为主，重用脾肾同补药物如续断、桑寄生、菟丝子、熟地黄、党参、黄芪、白术等。

（三）中西医取长补短，发挥各自的优势

对于异常子宫出血的治疗，中西医宜取长补短，发挥各自的优势。西医性激素治疗以及刮宫治疗，可以马上止血。刮宫及宫腔镜检查还可以明确诊断，排除恶性病变。在出血时间较长，尤其是出现大出血，重度贫血的患者，治疗宜用西医方法迅速止血，这些是西医的优势。中医治疗的优势是通过全身辨证，根据患者的身体状况，从根源上调理，改善或消除全身症状，对于青春期及育龄期患者，可以促进其恢复排卵，建立正常的月经周期。根据患者的年龄，采取个体化的治疗方案。如何应用性激素止血，黄教授的经验是：①对于青春期的女性，宜选用雌孕激素联合的避孕药，每6～8小时1次，迅速止血。止血后每4～5天减量1次，每次减1/3。维持剂量是每天1粒到止血，至少21天以上。如果贫血未控制，可延长时间至其后的2～3个月，继续用避孕药调经。②对于育龄期或围绝经期子宫内膜较厚者，宜用炔诺酮，每6～8小时1次，每次5mg，迅速止血。止血后每4天减量1次，每次减少1/3量。维持剂量每天5mg，到止血21～30天。如果贫血未控制，可适当延长时间。阴道流血干净后，宜宫腔镜检查排除其他器质性病变。其后2～3个月，继续用炔诺酮或避孕药或孕激素后半周期疗法调经。整个止血及调经过程，均宜用中医中药调理，中西医结合治疗，发挥各自优势。黄教授还强调，对于异常子宫出血的患者，必须进行妇科检查和妇科B超检查，必要时宫腔镜检查，以排除及治疗器质性疾病，如子宫黏

膜下肌瘤、宫颈息肉、子宫内膜息肉、子宫颈癌、子宫内膜癌等。对于内膜厚者，如内膜超过 10 mm、质地不均匀，首选诊断性刮宫术以排除内膜病变。

五、预防调护

异常子宫出血的发生与诸多因素有关，虽无确切的方法可以预防，但注意调摄，还是可以降低本病的发病率。黄教授认为，对本病的调护，需注重调节情志，避免过度的精神刺激，保持心情舒畅，积极乐观向上。重视经期卫生，尽量避免或减少宫腔手术，及早治疗月经过多、经期延长、月经先期等出血倾向的月经病，防止发展为功血。重视饮食调养，宜富于高蛋白的营养食品，忌辛辣燥热和寒凉之品，宜进食补气养血之品。出血期间避免重体力劳动，必要时卧床休息，禁性生活。青春期患者可随年龄的增长，生殖轴发育逐渐成熟，再经适当的治疗，可建立正常的排卵月经周期。绝经过渡期患者相对病程短，以止血为目标，但需排除恶性病变。

六、典型医案

病案一

陈某，女，32 岁，初诊：2018 年 5 月 18 日。

因"月经紊乱一年，阴道不规则出血 1 月余"入院。患者 12 岁初潮，已婚育。近一年来工作劳累，熬夜加班，出现月经紊乱，周期 20 ～ 40 天，经期 8 ～ 15 天，量时多时少。半年前曾因子宫阴道出血 20 余天在外院行诊刮术，术后病理提示增殖期子宫内膜。末次月经：4 月 8 日，前 3 天阴道出血量、色质如既往月经，后逐渐减少。第 8 天开始阴道出血量多，每天用卫生巾 4 片，湿 2/3，伴有血块。第 10 天开始阴道出血淋漓不净。在当地医院就诊，予云南白药口服后，阴道出血未止。4 月 25 日外院查血常规：白细胞 9.05×10⁹/L，血红蛋白 96g/L。为求治疗，来广东省中医院。妇科检查：外阴、阴道正常，宫颈光滑，子宫前位、稍大、质中、活动可，双附件区未扪及异常。查妇科彩超：子宫增大（64mm×56mm×59mm），未见明显占位病变，内膜 7.5mm，双附件未见异常。复查血常规：白细胞 5.7×10⁹/L，血红蛋白 83g/L。现症见神清，精神疲倦，乏力，面色萎黄，少许头晕，无头痛；阴道出血量多，日用卫生巾 4 片，湿 2/3，色暗红，夹血块；无发热恶寒，无腹胀腹痛，腰酸，纳一般，眠欠佳，二便调。舌淡暗，苔薄白，脉细芤。西医诊断：异常子宫出血；中医诊断：崩漏（脾肾两虚血瘀证）。治法：健脾补肾，化瘀止血。拟方：党参 30g，黄芪 30g，白术 15g，艾叶 12g，首乌 30g，续断 15g，金樱子 30g，蒲黄炭 12g，益母草 30g，煅牡蛎 30g，田七末 3g（冲服），阿胶 15g（另熔）。3 剂，以水 500mL 文火煎取 150mL，分 2 次温服。针刺双侧断红穴，每天 2 次，每次留针 15 分钟；艾灸双侧隐白、大敦穴，每天 2 次，每次 20 分钟。

5 月 21 日患者阴道出血明显减少，5 月 23 日阴道出血干净，腰酸疲乏减轻。守方续服 3 剂，患者一直无阴道出血，但仍有少许疲倦，无腰酸，纳眠欠佳，舌淡暗，苔白，脉细弱。此时阴道出血已止，属于稳定期，治疗当以中药补肾调周为主。拟方：党参 30g，黄芪 30g，白术 15g，山药 15g，首乌 30g，续断 15g，熟地黄 15g，菟丝子 20g，阿胶 15g（另熔）。

5 月 28 日予带药 7 剂出院，每日 1 剂，水煎温服。

6 月 13 日出院后第一次复诊，患者精神改善，头晕腰酸减轻，纳眠欠佳，舌淡边有齿印，苔白腻，脉细。拟方：党参 30g，黄芪 30g，白术 15g，山药 15g，首乌 30g，续断 15g，菟丝子 20g，夜交藤 20g，陈皮 6g，布渣叶 15g，云苓 15g，酸枣仁 20g。共 7 剂，每日 1 剂，水煎温服。

6 月 26 日第二次复诊：患者诉服上方后食欲及夜眠好转。6 月 22 日月经来潮，经量中等，血块减少，痛经隐，现月经期第 5 天，量少未干净；无头晕乏力少许腰酸，纳眠欠佳，二便调。舌淡暗，苔薄白，脉细。拟方：党参 20g，黄芪 20g，白术 15g，艾叶 12g，首乌 30g，续断 15g，阿胶 15g（另熔），砂仁 6g（后下），陈皮 6g，熟地黄 15g，金樱子 30g。共 7 剂，每日 1 剂，水煎温服。

7 月 10 日第三次复诊：患者诉月经共 7 天干净，现精神较好，面色较前红润，余无明显不适。舌淡红，苔薄白，脉细。拟方：党参 20g，黄芪 20g，白术 15g，旱莲草 15g，续断 15g，白芍 15g，砂仁 6g（后下），桑寄生 15g，熟地黄 15g。共 7 剂，每日 1 剂，水煎温服。随后继续按中药人工周期治疗 3 个月，患者未再出现崩漏。

按语：本例患者工作劳累，崩漏日久，导致身体虚弱。脾肾气虚，脾气大伤，气不摄血，故暴崩而下。气虚运血无力致瘀，冲任瘀滞，新血不得归经，导致经血妄行。故本患者以脾肾气虚为本，血瘀为标。治疗必须迅速控制出血，根据"塞流、澄源、复旧"的原则，治以健脾补肾、化瘀止血。方中以党参、黄芪益气升提；熟地黄、川断、首乌、阿胶养血滋阴益肾；白术、川断健脾固肾；益母草、当归、田七补血祛瘀活血；艾叶温经止血；蒲黄炭、煅牡蛎化瘀固涩止血。全方"塞流""澄源"并用，共奏益气升提、健脾固肾之功，意在寓补于攻、益气化瘀、扶正达邪。血止后治疗以复旧为主，调经以固本，结合患者年龄，按中药人工周期治疗，脾肾同补，使其正常排卵，建立规律的月经周期。

病案二

患者，叶某，女，46岁，公务员。初诊时间：2018年6月4日。

主诉：月经紊乱2年余，不规则阴道出血20天。现病史：患者既往月经规则。近几年工作压力大，经常熬夜，2016年开始月经出现紊乱，19～50天一潮，经行7～20余天干净，量时多时少，多时一天用卫生巾7～8片，色鲜红，痛经无，伴腰酸。2018年2月曾行宫腔镜下诊刮术，术后病理提示子宫内膜单纯性增生。术后因工作繁忙，未再继续诊治。已婚育，G4P1（2002年顺产一子）。末次月经：5月15日，至今未净，开始量少，近一周量增多，日用卫生巾4～5片，湿透2/3，无减少趋势，故患者遂前来我院求治。行妇科B超提示：子宫大小正常，内膜8mm，双附件区未见异常。消毒后妇科检查：外阴正常；阴道通畅，阴道内血污；宫颈轻度柱状上皮异位；子宫前位，常大，活动，无压痛；双附件区未扪及明显异常。现症见阴道流血量多、色鲜红，无腹痛；伴有疲倦，腰酸，口干，头晕耳鸣，失眠多梦，小便黄少，大便干结。舌红，苔少，脉细数。西医诊断：异常子宫出血；中医诊断：崩漏（肝肾阴虚证）。治以滋养肝肾，固冲止血。拟方：女贞子15g，旱莲草15g，岗稔根30g，生地黄20g，白芍15g，金樱子15g，首乌30g，五味子10g，煅牡蛎30g，阿胶15g（另熔），茜根15g，地榆15g。共7剂，每天1剂，水煎温服。

6月11日二诊：患者服药后3天出血干净，腰酸及头晕减轻，无口干，大便正常。但仍有疲倦，夜眠欠佳，舌稍红，苔薄白，脉细。故在原方基础上，去岗稔根、煅牡蛎、茜根、地榆。加太子参15g，山药15g以益气健脾；酸枣仁20g，山萸肉10g以安神定志。共7剂，每日1剂，水煎温服。

6月26日三诊：患者服上方后夜眠好转。6月18日月经来潮，经量中等，5天干净，色红，有少许血块；腰酸，无头晕，口干，易上火，眠欠佳，二便调。舌淡红，苔薄白，脉细。拟方：女贞子15g，旱莲草15g，川断15g，盐菟丝子20g，山药15g，太子参15g，首乌30g，五味子10g，阿胶15g（另熔）。共7剂，每天1剂，水煎温服。随访至2018年9月，患者近3次月经周期为25～35天，经期7～8天，无明显不适。

按语： 患者初诊时阴道出血已半月余，出血较多，头晕，腰酸疲倦，为肝肾阴虚、冲任不固之候。急则当治其标，以滋养肝肾、固冲止血为主，予二至丸加味。方中女贞子、旱莲草补肾养肝止血；金樱子固肾收敛止血；首乌、阿胶养血止血；生地黄、白芍养阴；岗稔根补血收敛止血；五味子、煅牡蛎收敛止血，配合茜根、地榆加强凉血止血之力。二诊时患者出血干净，脾虚症状加重，治以补益肝肾、益气健脾。三诊时，经量恢复正常，继续治以滋养肝肾、固冲止血调经。方中旱莲草、女贞子、川断、菟丝子、白芍滋养肝肾，太子参、山药益气健脾，首乌、阿胶养血，共奏固本澄源之功效。

结语

异常子宫出血为妇科常见病、疑难病。黄教授根据临证经验提出：其本均在脾肾气虚或肝肾阴虚，瘀热为标。治疗时应遵循"急则治其标，缓则治其本"的原则，灵活运用治崩三法，根据患者不同年龄分而治之，给予补肾、调肝、调理脾胃之法，求其因，固其本，善其后。同时在临床上中西医结合，发挥各自的优势，可有效提高临床疗效，预防复发。

（黄健，陈玲，陈颐，胡晓霞）

参考文献

［1］Fraser IS，Critchley HO，Broder M，et al.The FIGO recommendations on terminologies and definitions for normal and abnormal uterine bleeding［J］.Semin Reprod Med，2011，29（5）：383-390.

［2］Munro MG，Critchley HO，Fraser IS.The FIGO classification of causes of abnormal uterine bleeding in the reproductive years［J］.Fertil Steril，2011，95（7）：2201-2208.

［3］张以文.FIGO 关于月经异常相关术语的共识和异常子宫出血病因的新分类系统［J］.国际妇产科学杂志，2013，40（2）：105-107.

［4］中华医学会妇产科学分会绝经学组，中华医学会妇产科学分会内分泌学组.功能失调性子宫出血临床诊断治疗指南（草案）［J］.中华妇产科杂志，2009，44（3）：234-236.

［5］中华医学会妇产科学分会妇科内分泌学组.异常子宫出血诊断与治疗指南［J］.中华妇产科杂志，2014，49（1）：801-805.

［6］师帅，贺丰杰.浅议崩漏治疗三法［J］.陕西中医学院学报，2011，34（2）：12-13.

第二节　多囊卵巢综合征

多囊卵巢综合征（polycystic ovary syndrome，PCOS）是青春期及育龄期妇女最常见的一种内分泌紊乱性疾病，以生殖功能障碍（如临床高雄表现/高雄激素血症、排卵障碍、多囊卵巢、促性腺激素异常等）和（或）糖代谢异常（如胰岛素抵抗、高胰岛素血症、血糖增高、肥胖、脂质代谢紊乱等）并存为特征。临床表现有月经紊乱、稀发或闭经、多毛、痤疮、黑棘皮、肥胖、不孕、双侧卵巢多囊样改变等，是导致女性不孕的主要原因之一，妊娠后自然流产的风险也增加。其远期并发症包括子宫内膜癌、乳腺癌、糖尿病、高血压、心血管疾病等。

目前本病的诊断采用较多的是鹿特丹标准：①稀发排卵或无排卵；②高雄激素的临床表现和（或）高雄激素血症；③卵巢多囊改变：超声提示一侧或双侧卵巢直径 2 ～ 9mm 的卵泡 ≥ 12 个，和（或）卵巢体积 ≥ 10mL；④3 项中符合 2 项并排除其他高雄激素病因。为更适应我国临床实际，原卫生部颁布了《多囊卵巢综合征诊断》（WS330–2011），具体如下：月经稀发、闭经或不规则子宫出血是诊断的必需条件；同时符合下列 2 项中的一项，并排除其他可能引起高雄激素和排卵异常的疾病即可诊断为 PCOS：①高雄激素的临床表现或高雄激素血症；②超声表现为卵巢多囊改变。

中医古籍无多囊卵巢综合征的病名，根据其临床表现散见于"月经后期""闭经""崩漏""不孕症"等病。

一、对病因病机的认识

黄教授勤求古训，以古推今，认为多囊卵巢综合征的病因涉及肾、肝、脾三脏的功能失调，并有痰湿、血瘀等病理产物使肾－天癸－冲任调节功能紊乱，其中肾虚是发病关键，痰湿、瘀血为其常见的病理环节。病机以肾虚为本，血瘀及痰湿为标，属虚实夹杂之证。临床上主要分为脾肾两虚，痰瘀互结证以及肝郁气滞证。

多囊卵巢综合征以肾虚为根本，《素问·六节藏象论》："肾者，主蛰封藏之本，精之处也。"肾气虚，则不能调节"肾气－天癸－冲任－胞宫"的功能，导致脏腑、气血、经络失调，子宫无以定期藏泄，表现为常于青春期起病，此时以月经失调为主要症状。肾阳虚，命门火衰，冲任失于温煦，无以推动经血按时排出，多见月经后期，阳虚卵泡排出动力不足，故见无排卵，无以摄精成孕。肾阴虚，阴精不足，冲任失于滋养，则不能孕养胚胎，肝肾同源，无精则不能生血，精血亏虚，故见月经量少、后期等。肾虚又进一步导致阴阳气血失常，水湿内停，痰湿内生，壅阻冲任胞脉，气血瘀滞，使卵子难以排出，卵巢增大。另肥胖患者喜食肥甘厚腻之品，久之伤及脾胃，脾胃运化失常，脾为生痰之源，湿、痰、瘀血等病理产物，壅滞胞宫、胞脉影响月经及受孕。瘀血痰湿内阻，冲任不通，血海不能如期满溢，月经后期而来；瘀血痰湿阻滞冲任，血不得下，则见月经停闭；瘀血痰湿内阻，血不归经而妄行，可见崩漏；痰瘀阻滞冲任，胞宫、胞脉阻滞不通则不孕，正如《医宗金鉴》中指出："或因宿血积于胞中，新血不能成孕……或因体盛痰多，脂膜壅塞胞中而不孕。"

二、辨证论治

本病病机特点是痰湿内蕴、气滞血瘀为标，脾肾亏虚为本。治则为健脾补肾、导痰活血、调经种子。

1. 脾肾两虚，痰瘀互结证

主症：月经后期、量少、色淡，甚至闭经、婚久不孕；或月经周期紊乱，经量多或淋漓不断。形体肥胖，形寒肢冷，面色㿠白，神疲乏力，气短懒言，头晕胸闷，腰酸膝冷，带下清稀，大便溏薄，夜尿频多，呕恶痰多，体毛、阴毛浓密。舌质淡暗有瘀点瘀斑，苔白厚腻，脉沉细。

治法：补肾健脾，化痰活血调经。

方药：多囊卵调经方（自拟）。

桑寄生 15g，菟丝子 15g，续断 15g，当归 15g，川芎 10g，鸡血藤

30g，丹参 15g，牛膝 15g，茯苓 15g，白术 15g，胆南星 10g。

方解：方中用桑寄生、菟丝子、续断补肾；当归、川芎、丹参、鸡血藤、牛膝活血养血调经；茯苓、白术、胆南星健脾化痰。

加减：偏肾阳虚者，可加淫羊藿、鹿角霜以温补肾阳；偏肾阴虚者，可加女贞子、旱莲草、山茱萸以滋养肾阴；脾虚较甚者，可加党参、黄芪、山药以加强健脾；痰湿明显者，可加陈皮、法半夏以加强化痰湿。

2. 肝郁气滞证

主症：月经延后甚或闭经，经量或多或少；或经期淋漓不尽，或婚久不孕。精神抑郁，或烦躁易怒，胸胁乳房胀痛，毛发浓密，面部痤疮。舌质紫黯或夹瘀点，苔薄或厚腻，脉弦细或弦滑。

治法：疏肝行气，活血调经。

方药：逍遥散加减。

柴胡 10g，白芍 15g，郁金 15g，当归 10g，茯苓 15g，白术 10g，丹参 15g，鸡血藤 30g，牛膝 15g，甘草 5g。

方解：本方以柴胡、白芍、郁金疏肝解郁；当归、鸡血藤、丹参、牛膝活血养血调经；茯苓、白术健脾，甘草调和诸药。

加减：若肝郁化火，可加牡丹皮、山栀子以清肝泻火；若兼肾虚，可加桑寄生、菟丝子补肾调经；若月经后期未潮，排除妊娠者，可加桃仁、红花、泽兰以活血通经。

三、其他疗法

1. 广东省中医院中成药

（1）灵术冲剂：由淫羊藿、仙茅、胆南星、白术、当归、法半夏、茯苓等组成，有补肾化痰之功。常于经后至排卵前服用，可促进卵泡发育成熟。

（2）参芪胶囊：由菟丝子、党参、黄芪、鸡血藤、茯苓、当归、丹参等组成，有补肾健脾、活血化痰之功。常用于排卵后服用，可增强黄体功能，提高子宫内膜的容受性。

2. 针灸

（1）腹针

主穴（君、臣）：中脘、下脘、气海、关元，针刺地部以引气归原。

配穴（佐、使）：气穴、水道、归来，针刺人部以补肾培元、益气活血、滋养胞宫。

（2）体针：取关元、子宫、三阴交为主穴。虚者，配足三里、血海、肾俞，补法加灸。实者，加太冲、中极，深刺不灸。

（3）耳针：取卵巢、子宫、内分泌、皮质下、神门穴。耳穴埋针或埋豆，每周2～3次。

（4）梅花针循经叩打：排卵前叩打腹部冲脉、任脉、腰骶部督脉、双肾俞穴等，以促进排卵。

四、诊治要点与用药特色

1. 按周期调经以求子

黄教授认为，女子以肾为根本，在月经周期的不同阶段，肾之阴阳气血的变化也不同。月经之后，血海空虚，阴分渐长；氤氲期间，阴阳气血互相转化；排卵之后，阳气渐长，血海逐渐充盈。黄教授认为，多囊卵巢综合征导致月经失调和不孕的病机主要是脾肾不足，痰瘀阻滞胞宫，经血不能按时满溢，不能摄精成孕，故经后期（卵泡期）阴常不足，卵泡发育不良；或氤氲期后阴阳转化不利，胚胎不能着床。

具体调治方法：卵泡期阴分渐长，治应阳中求阴，治以补肾滋肾、益精养血为主以此促进卵泡发育，常用桑寄生、菟丝子、续断、山茱萸、当归、熟地黄、枸杞子等药。排卵期为阴阳互相转化之时，气血凝滞则转化不利，应在补肾健脾的基础上适当选用行气活血之品促进排卵，常用桃仁、鸡血藤、丹参、川芎、当归、红花、郁金、牛膝、泽兰等药。黄体期阳气渐长，故应治以温肾健脾，育阴养血，阴中求阳，促进黄体成熟，常用淫羊藿、鹿角霜、紫河车、熟地黄、巴戟天等药。

2. 多法同用，共治顽疾

PCOS 属于多因性的内分泌紊乱性疾病，临床上单用某种治法，效果欠佳。黄教授在治疗过程中，常针药并用，中西结合，效如桴鼓。如调周时配合腹针；肥胖患者配合针刺、穴位埋线治疗以减重，改善新陈代谢能力；对有生育要求者，加用梅花针促进卵泡正常成熟。对中药调周促排卵效果欠佳者，可配合克罗米芬、来曲唑等促排卵药物治疗。

3. 特色用药

（1）善用药对：在 PCOS 治疗过程中，黄教授常用以下药对，以提升药物功用。

①熟地黄配菟丝子：《景岳全书》左归丸及驻景丸均配有此药对，为补益肝肾的常用方剂。熟地黄甘温，"益阴养血之上品"，功专补血滋阴，填精益髓。菟丝子甘温，温而不燥，既补肾阳，又滋肾阴，还可固精安胎。两药相伍，阳中求阴，有补肾益精血之功。

②淫羊藿配鹿角霜：淫羊藿、鹿角霜均为温肾助阳之品，淫羊藿辛甘温入肾经，温肾助阳之力较强，辛温可祛风湿强筋骨，故该药内壮肾阳，外散风湿。鹿角霜是鹿角熬胶所残渣，性味甘微温，既能补肾壮阳，又能补益精血，功能虽稍逊于鹿角胶，但价钱便宜，两药合用，既补肾壮阳，又能补益精血，调经暖宫。

③丹参配郁金：丹参味苦，性微寒质润，入心、肝二经血分，有活

血化瘀而不伤气血之特点，善调妇女经水，为妇科要药。郁金味辛苦性寒，入肝、心、肺经，辛能行散，苦能疏泄，疏肝解郁，用治气滞血瘀诸症。两药相伍，一气一血，行气助化瘀，瘀去经调。

④当归配鸡血藤：当归性温，补血养血，辛香走散；鸡血藤苦甘性温，归肝经，既能活血，又能补血，对血瘀、血虚之证均适宜。两药相伍，相辅相成，用治血虚夹瘀，血海不能按时满溢之证。

⑤茯苓配白术：白术甘以健脾，苦温燥湿，合《黄帝内经·脏气法时论》"脾欲缓，急食甘以缓之，脾苦湿，急食苦以燥之"之意，被誉为脾脏补气的第一要药。茯苓甘以健脾，淡以利湿，功擅渗利水湿而益脾。两药合用，同为脾经要药，前者重在补，后者重在利，一补一利，既健脾以杜生湿之源，又利水以祛已成之湿，且渗利不伤正，故适宜于脾虚湿浊下注之证。

（2）重视岭南药物的使用：黄教授在临床上重视岭南地道药材的使用，如砂仁、陈皮、五爪龙、岗稔、地稔、首乌、布渣叶等。如砂仁辛散温通，有化湿醒脾、行气温中之功，为醒脾调胃要药。岭南地区多湿气，患者多有湿气困脾之症，因此砂仁是符合岭南地域气候特点的，不仅能和中化湿，且能解滋补药物过于碍脾之不足。岗稔、地稔属岭南草药，性甘涩平，功能补血调经、收涩止血，常用于女性月经过多、经期延长、崩漏等症。五爪龙，味甘，微温，功能健脾化湿、行气化痰、舒筋活络，其功用基本同北芪，但不及北芪之温燥。岭南四季不分明，热多寒少，若其人本腠理疏松，若使用过于温燥之品，易伤津液，故其更适合岭南人之体质。陈皮味苦、辛，性温，有理气健脾、燥湿化痰之功，是广东三宝，《药物出产辨》记载"产广东新会为最"。对于多囊卵巢综合征兼肥胖者，予陈皮配合茯苓以健脾燥湿化痰，标本兼治，使痰无再生之机。

五、预防调护

PCOS 的发生与诸多因素有关，虽无确切的方法可以预防，但注意调摄，还是可以降低本病的发病率。如注意精神调摄，保持精神乐观，情绪稳定，避免暴怒、过多紧张和压力过大。如注重儿童期和少年时期的饮食、作息调理，注重均衡营养，减少过多的糖量摄入，控制体重在正常范围，使先天肾气充盛，天癸按时而至，月事以时下。进入青春期及育龄期，需饮食适宜，少食肥甘厚味；积极锻炼，增强体质；作息规律，减少熬夜，以防真阴消耗；经行之际避免冒雨涉水、饮食生冷，致寒邪内侵。

六、典型医案

病案一

朱某，女，29 岁，初诊：1991 年 2 月。

主诉：已婚 3 年余，同居无避孕一直未孕。患者婚后体重增加约 30 斤，形体肥胖，面色㿠白，月经稀发，3 ~ 6 个月一行，量少色淡；肢体多毛，胸闷痰多，神疲乏力，带下量多，色淡质稀。舌质淡胖，苔白腻，脉细滑。B 超检查提示：子宫大小形态正常，双侧卵巢多囊样改变。基础体温测定持续低温单相。西医诊断：①不孕症；②多囊卵巢综合征。中医诊断：①不孕症；②月经后期（痰湿型）。治以健脾化痰，补肾养血调经。拟方：法半夏 15g，陈皮 6g，茯苓 30g，苍术 12g，石菖蒲 15g，浙贝 12g，当归 15g，川芎 10g，菟丝子 15g，川断 15g。连续治疗 2 个月。

二诊：月经仍未来潮，予上方加牛膝 15g，泽兰 10g，并予黄体酮治疗。嘱月经来潮第五天服用克罗米芬 50mg，每天 1 次，连续 5 天，并于经后继续服用一诊方。

三诊：见基础体温一直低温单相，月经推迟 20 天来潮，带下减少，精神好转。予克罗米芬 100mg，每天 1 次，连续 5 天。经后服用一诊方加紫河车 15g，并嘱经后 3 天开始适时同房。

四诊：见基础体温呈双相，月经已过期未至，予查妊娠试验阳性，证实怀孕，后足月剖宫产一男婴，母子安康。

按语：本病多囊卵巢综合征诊断明确。患者形体肥胖，月经后期稀发，且有不孕病史，故治疗上以健脾化痰为主，辅以补肾调经。方中半夏、陈皮、茯苓、苍术健脾利水化湿，并用石菖蒲、浙贝以化顽痰，当归、川芎、菟丝子、川断补肾养血。因患者生育愿望强烈，故予西药克罗米芬促排卵治疗，并加用紫河车温补肾阳，以温阳利痰湿化气。在氤氲之时，顺而施之，胎孕乃成。

病案二

谭某，女，25 岁，2018 年 3 月 28 日初诊。

主诉：同居无避孕 2 年未孕。平时月经周期不规则，1～3 个月一潮，经期常需 10 余天方净，甚至淋漓不尽。形体肥胖，神疲乏力，带下量多，色淡质稀。舌质淡红暗，苔薄白，脉沉。末次月经 3 月 10 日开始来潮，量少，3 月 19 日量开始增多，后减少，淋漓至今未净。B超检查提示子宫大小形态正常，双侧卵巢多囊样改变。性激素检查提示 LH/FSH 14.71/7.19，空腹胰岛素 153.48pmol/L，餐后胰岛素大于2008.0pmol/L。西医诊断：①不孕症；②多囊卵巢综合征。中医诊断：①不孕症；②月经后期（脾肾两虚痰瘀互结型）。治以补肾健脾，祛瘀止血调经。拟方：党参 20g，黄芪 20g，白术 15g，炙甘草 5g，续断15g，补骨脂 15g，制首乌 30g，金樱子 15g，益母草 30g，血余炭 10g。

4月4日二诊：服药后阴道流血干净，带下增多，质稀。舌淡暗，苔薄白，脉沉。治以健脾补肾，化痰活血调经。桑寄生15g，菟丝子15g，当归15g，川芎10g，赤芍15g，丹参15g，鸡血藤30g，山药20g，牛膝15g，胆南星10g，茯苓30g，续断15g。因餐后胰岛素明显升高，形体肥胖，予口服二甲双胍治疗，并嘱调节饮食，积极运动，控制体重。

4月25日三诊：服药后带下减少，疲倦减轻。月经4月19日来潮，经量中等，现未净。舌淡红暗，苔薄白，脉沉。继续予健脾补肾，化痰活血调经。嘱先服用初诊方7剂以止血调经，月经干净后继续服用二诊方。

6月20日四诊：月经6月11日来潮，7天干净。带下不多，自觉精神状态明显好转，二便调。近2个月体重已减轻10kg。舌淡红暗，苔薄白，脉细。继续予健脾补肾，化痰活血调经为法。拟方：桑寄生15g，菟丝子15g，当归10g，川芎10g，赤芍15g，丹参15g，鸡血藤30g，山药20g，胆南星10g，茯苓30g，续断15g。

9月26日五诊：服药期间，月经于7月9日、8月9日、9月18日各来潮一次，均7天干净。自测BBT有双相体温。舌淡红暗，苔薄白，脉细。继续予健脾补肾，化痰活血调经。拟方：桑寄生15g，菟丝子15g，当归10g，川芎10g，赤芍15g，丹参15g，鸡血藤30g，山药20g，胆南星10g，茯苓30g，牛膝15g。

12月12日六诊：末次月经10月28日来潮，至今未潮。12月10日见点滴出血至今，BBT已有高温相16天。舌淡红暗，苔薄白，脉细。予查妊娠试验阳性。西医诊断：先兆流产，未除异位妊娠；中医诊断：胎动不安（肾虚证）。治以补肾健脾安胎。拟方：菟丝子20g，桑寄生15g，白术15g，砂仁10g（后下），山药20g，川断15g，熟地黄15g，党参 20g，阿胶 15g（另熔）。

按语：本病多囊卵巢综合征诊断明确，临床表现以月经后期、经期延长，甚至崩漏为主要临床表现，且有不孕病史。治疗上，采用分时段治疗，经行期间加强益气祛瘀止血，重用黄芪、党参、血余炭、金樱子、益母草，使经期缩短。非经期治疗以健脾补肾、化痰活血调经，标本同治。方中用桑寄生、菟丝子、续断补肾；当归、川芎、丹参、鸡血藤、牛膝活血养血调经；茯苓、白术、胆南星健脾化痰。并强调生活方式干预，结合使用二甲双胍调控胰岛功能。如此周期调治，月经逐渐规则有序，胎孕乃成。

病案三

李某，女，29 岁，初诊：2013 年 4 月 11 日。

主诉：月经紊乱 10 余年，同居未避孕，未孕 3 年。患者从初潮起，月经一直不规则，15～60 天一潮，6～7 天干净，量中，夹血块，无痛经。已婚 3 年，G0，有生育要求。PMP：2013 年 1 月 22 日，量中。LMP：2013 年 3 月 16 日，7 天干净，量少，护垫可。头痛，吐酸水，腰酸，带下量多、色黄白，无异味阴痒，纳可，眠差，二便调。舌淡稍暗，苔白稍腻，脉细。近 3 月基础体温单相。妇检：外阴阴道正常，宫颈轻糜，子宫后位，活动可，无压痛。双附件未及异常。2012 年 7 月经阴超提示双侧卵巢多囊改变。西医诊断：①多囊卵巢综合征；②不孕症。中医诊断：月经先后不定期，证属肾虚痰瘀。治以补肾益气，化痰除湿。中药处方：桑寄生 15g，菟丝子 15g，当归 15g，川芎 5g，赤芍 15g，丹参 30g，鸡血藤 30g，山药 20g，牛膝 15g，制南星 10g，茯苓 15g。7 剂，每日 1 剂。

5 月 2 日二诊：月经尚未来潮，诉服药后头痛、吐酸水好转，余症状同前。舌淡暗，苔白，脉细尺脉无力。治以补肾活血，化瘀通经。中药处方：当归15g，川芎10g，赤芍15g，红花5g，熟地黄20g，桃仁10g，牛膝10g，桑葚15g，丹参30g，鸡血藤30g，枳壳10g，川续断10g。7剂，每日1剂。

5月16日三诊：诉服药后5月6日月经来潮，量中，6天干净。刻见：已无头痛、呕吐酸水，少许疲劳，少许腰酸，纳可，眠好转，二便调。舌淡，苔薄白，脉细。辨证属脾肾两虚。中药处方：旱莲草15g，山萸肉15g，续断10g，桑寄生15g，菟丝子15g，山药15g，白术15g，鸡血藤15g，当归10g，茯苓15g，淫羊藿15g，甘草5g。7剂，每日1剂。

6月23日四诊：诉月经未潮，今日自测尿妊娠阳性。刻见：下腹隐痛，无阴道出血，少许腰酸，纳眠可，二便调。舌脉同前。西医诊断：早孕（未排异位妊娠）。中医诊断：胎动不安（肾虚证）。患者要求安胎。西医予以地屈孕酮片口服安胎。中医治以补肾固冲安胎。中药处方：菟丝子20g，桑寄生15g，白术15g，砂仁10g（后下），山药20g，续断15g，熟地黄15g，党参15g。7剂，每日1剂。7月1日阴超提示宫内活胎，如孕7⁺周。

按语：本病多囊卵巢综合征诊断明确，临床表现以月经后期为主。治疗上，采用分时段治疗。月经后期未潮，治以补肾益气治本，化痰除湿治标。仍不潮者痰湿重，可继续治以本法。血瘀重者，可用通经方活血化瘀，佐以补肾。月经来潮后，治以健脾补肾治本为主，脾气健运则痰湿自消。如此循期论治，则效如桴鼓。PCOS患者卵泡难以排出，或发育欠佳，较难怀孕。一旦受孕，应及早中药安胎治疗，必要时西药安胎，以期提高妊娠率。

结语

多囊卵巢综合征是青春期及育龄期妇女最常见的一种内分泌紊乱性疾病，脾肾不足是其本，痰、湿、瘀是其标。黄教授认为，本病的治疗当多法同用，共治顽疾。治法主要为健脾补肾、导痰活血、调经种子。按周期调经以求子，临床应用时常中西结合，针药并用。

（黄晋琰，胡晓霞，黄黛苑，廖绮琳）

参考文献

［1］徐昕.黄绳武教授治疗多囊卵巢综合征经验［C］.全国中西医结合月经病专题学术会议论文及摘要集，2015.

［2］陈彦乐，王旭.周仲瑛辨治多囊卵巢综合征经验［J］.中医杂志，2012，53（19）：1635-1637.

［3］周婷婷，谈勇.补肾活血法治疗多囊卵巢综合征评述［J］.安徽中医药大学学报，2015，34（6）：93-96.

［4］夏桂成.用动静观指导滋阴补肾调治多囊卵巢综合征［J］.江苏中医药，2006（3）：12-13.

［5］杨悦娅.朱南孙治疗多囊卵巢综合征的思路与方法［J］.上海中医药杂志，2006，40（1）：43-44.

［6］韩芸，董英，钟秀驰，等.参芪胶囊改善多囊卵巢综合征患者子宫内膜容受性的临床研究［J］.中国中医基础医学杂志，2016，22（9）：1208-1211.

［7］钟秀驰，陈秋霞，张娟等.参芪胶囊治疗多囊卵巢综合征临床观察［J］.辽宁中医药大学学报.2009，11（3）：118-120.

［8］尹小兰.黄健玲治疗多囊卵巢综合征经验［J］.河南中医，

2015，35（2）：380-381.

［9］黄健玲.妇科常见病［M］.广州：广东人民出版社，1996.

［10］中华医学会妇产科学分会内分泌学组及指南专家组.多囊卵巢综合征中国诊疗指南［J］.中华妇产科杂志，2018，53（1）：2-6.

第三节　前庭大腺炎症

前庭大腺又称巴氏腺，位于大阴唇后部，正常如黄豆大小，左右各一，腺管开口于小阴唇与处女膜之间的沟内，性兴奋时分泌黄白色黏液，起润滑作用。在性交、分娩或外阴受到污染时，病原体易于侵入前庭大腺腺管，初期导致前庭大腺导管炎，腺管开口经常因肿胀或渗出物凝聚而阻塞，分泌物积聚不能外流，感染进一步加重形成前庭大腺脓肿。若脓肿消退后，腺管阻塞，脓液吸收后被黏液分泌物所替代，形成前庭大腺囊肿。前庭大腺囊肿可继发感染，形成脓肿，并反复发作，故前庭大腺炎症包括前庭大腺炎（bartholinitis）、前庭大腺囊肿（bartholin cyst）、前庭大腺脓肿（abscess of bartholin gland）。常见于育龄期妇女，幼女及绝经后期妇女少见。

前庭大腺炎症根据病史、症状、妇科检查、辅助检查可做出诊断。前庭大腺炎起病急，多为一侧发病。初起局部肿胀、疼痛、灼热感，妇科检查见局部皮肤红肿、压痛明显，患侧前庭大腺开口处有时可见白色小点。前庭大腺囊肿多为单侧发病，也可为双侧发病。若囊肿小且无急性感染，患者一般无自觉症状，常于妇科检查时才被发现。若囊肿大，可有外阴坠胀感或性交不适感。妇科检查见患侧阴道前庭窝外侧肿大，在外阴部后下方可触及无痛性囊性肿物，多呈圆形，边界清晰，表面光滑，无触痛。若前庭大腺炎感染加重，形成前庭大腺脓肿并快速增大，直径可达 3 ～ 6cm；患者外阴疼痛剧烈，行走不便，成熟时局部可触及波动感。当脓肿内压力增大时，表面皮肤黏膜变薄，脓肿可自行破溃。若破孔大，可自行引流，炎症较快消退而痊愈；若破孔小，引流不畅，则炎症持续存在，并反复发作。辅助检查或有血常规血象升高，C 反应蛋白、血沉、降钙素原等炎症指标升高。

中医古籍无前庭大腺炎之名，本病多属"阴肿""阴疮"范畴，前庭大腺炎、前庭大腺囊肿属于中医"阴肿"范畴，前庭大腺脓肿属于中医"阴疮"范畴。

一、对病因病机的认识

黄教授认为，前庭大腺炎、前庭大腺脓肿通常起病急，多因喜食煎炸、辛辣之品；或经期、分娩产后体质虚弱，摄生不慎；或性生活不注意卫生；或阴户破损，湿热毒邪侵犯肝经、浸淫于阴户，与血气相搏，郁结成疮，发为"阴疮"。或因素性抑郁，或七情所伤，肝郁化热，肝木乘脾，湿热蕴结，下注冲任，壅滞前阴，经脉失畅，而成"阴肿"。然而湿热蕴结，久而成毒。热毒伏于阴部与气血相搏，积结成"阴肿""阴疮"。

二、辨证论治

治疗以"实则泻之，虚则补之"为原则，以清热解毒利湿为治法。

1. 前庭大腺囊肿

本病属中医"阴肿"范畴，其病因病机属肝经湿热所致。

中药内服外洗

主症：前庭大腺囊肿患者一般自觉症状不明显，囊肿小者无感觉，囊肿大者可有外阴坠胀感或性交不适，检查见一侧或两侧大阴唇后部肿胀，触之有囊性肿物，大小不等，如无感染则可数年持续不增大，可有或无全身湿热症状。舌淡红或红，苔薄白或薄黄，或黄腻等。

治法：清热祛湿疏肝。

方药：龙胆草 10g，泽泻 15g，柴胡 10g，车前子 15g，生地黄 20g，当归 10g，栀子 10g，甘草 5g，黄柏 10g。

用法：每天 1 剂，先煎水内服，用约 1000mL 水再复煎外洗、坐浴。

方解：方中龙胆草能上清肝胆实火，下泻肝胆湿热，泻火除湿；黄柏、栀子清下焦湿热；泽泻、车前子渗湿泄热，导热下行，从水道而去，使邪有出路；然肝为藏血之脏，肝经实火，易伤阴血，所用诸药又属苦燥渗利伤阴之品，故用生地黄养阴，当归补血，使祛邪而不伤正；肝体阴而用阳，性喜疏泄条达而恶抑郁，火邪内郁，肝气不疏，用大剂苦寒降泄之品，恐肝胆之气被抑，故用柴胡舒畅肝胆，并能引诸药归于肝胆之经，且柴胡与黄柏相合，既解肝胆之热，又增清下焦之力。甘草一可缓苦寒之品防其伤胃，二可调和诸药。

加减：若肝胆实火较盛，可加黄连以助泻火之力。若湿盛热轻者，可去黄芩、生地黄，加滑石、薏苡仁以增利湿之功。

手术治疗：手术方式可选择前庭大腺囊肿造口术或前庭大腺囊肿切除术。

2. 前庭大腺炎、前庭大腺脓肿

黄教授认为，治疗此病应根据是否成脓分为以下两个阶段：脓未成阶段和已成脓阶段。

（1）脓未成阶段

主症：外阴一侧或双侧红肿，灼热胀痛，甚至行走困难，坐卧不宁；常伴有发热恶寒，两胁胀痛，口苦咽干，小便短赤，大便不爽。舌红，苔黄而腻或黄厚，脉弦数或滑数。

治法：清热解毒，利湿化脓。

方药：①中药内服。方用五味消毒饮合龙胆泻肝汤加减：金银花15g，连翘15g，青天葵10g，蒲公英20g，龙胆草10g，赤芍15g，牡丹皮15g，泽泻15g，黄柏10g，栀子10g，甘草5g。

方解：方中用金银花、连翘清热解毒散结，两药善清气分热结。蒲公英、青天葵均具清热解毒之功，为痈疮疔毒之要药。蒲公英兼能利水通淋，泻下焦之湿热，与青天葵相配，善清血分之热结。龙胆草、山栀子、黄柏、泽泻清肝胆下焦湿热，赤芍、牡丹皮清热凉血，甘草调和诸药。

②中药熏洗。中药熏洗方：金银花20g，野菊花30g，龙胆草20g，大黄20g，黄柏20g，蒲公英30g。

方解：方中金银花、野菊花、蒲公英以清热解毒，散结消疗。龙胆草入肝经，清泻肝胆湿热之邪。大黄清热泻火，黄柏清下焦之湿热。

③中药外敷。四黄膏外敷患处，每日2次；或四黄水蜜（大黄、黄芩、黄连、黄柏）适量，加温开水拌匀搅成饼状，表面涂以蜜糖，用布包好外敷外阴部，每日2次，月经期暂停。

（2）已成脓阶段

主症：外阴部肿块，红肿，疼痛难忍，甚则行走困难，坐卧不安，甚则溃烂，流出黄水、脓水；常伴有发热，无恶寒，口干口苦，胃纳欠佳，小便黄，大便干结。舌质暗红，苔黄腻，脉弦数。妇科检查：外阴部肿大结块，潮红，触痛明显，有波动感。

治法：清热解毒，化瘀消痈。

①中药内服。方用仙方活命饮加减：金银花15g，花粉15g，皂角刺15g，连翘15g，蒲公英15g，赤芍15g，牡丹皮15g，当归10g，黄

柏 10g，甘草 5g。

方解：方中用金银花、连翘、蒲公英、黄柏清热解毒；赤芍、当归、牡丹皮行气通络，活血散瘀消肿；皂角刺通行经络，活血软坚消痈，可使脓成即溃；天花粉清热化痰排脓；甘草调和诸药。

加减：红肿痛甚，热毒重者，可加紫花地丁、野菊花以加强清热解毒之力。若腑气不通，加大黄以泻热通便。

若疮久不愈，正气不足，邪毒内陷者，宜扶正托毒。方用补中益气汤。

②手术治疗。若脓肿形成，应行切开排脓术，取小阴唇内侧较低处作切口，切开排脓。脓排出后，应每天用生理盐水或抗生素如甲硝唑注射液、碘伏等冲洗脓腔，放入胶片引流 5～10 天，至无脓性分泌物渗出，脓腔缩小为止。

③西医治疗。前庭大腺急性炎症发作时，可在前庭大腺开口处取分泌物行细菌培养＋药敏试验、支原体培养、衣原体培养等检查，确定致病病原体。根据药敏选药，常选择使用喹诺酮或头孢抗生素与甲硝唑联合抗感染。全身症状明显者，必要时可静脉滴注或肌注。全身症状不明显者，可不用抗生素。若脓已破溃或切开排脓术后，均不用抗生素。

三、诊治要点与用药特色

1. 四诊合参，辨别清晰，分阶段论治

首先辨别是前庭大腺囊肿还是前庭大腺脓肿。两者均为前庭大腺处有一肿块，区别在于：前庭大腺脓肿者局部有痛感，可伴有恶寒发热，妇科检查前庭大腺肿块，见表面皮肤发红、触痛明显、有波动感，挤压时在前庭大腺开口处可有脓液溢出。而前庭大腺囊肿则前庭大腺处肿块肤色不变，肿块呈囊性，无压痛，挤压肿块时前庭大腺开口处无脓液溢

出。但当前庭大腺囊肿合并感染时，可有红肿热痛、肿块呈囊性、无波动感。当有波动感时，则前庭大腺囊肿已经发展至前庭大腺脓肿。

其次辨别是前庭大腺炎还是前庭大腺脓肿。两者均有前庭大腺处红肿热痛。前庭大腺炎触摸前庭大腺处质硬；前庭大腺脓肿触摸前庭大腺处质软，有波动感。根据是否成脓分为两个阶段，是脓未成阶段，还是前庭大腺脓肿已形成或已破溃阶段，分阶段论治。

2. 祛邪当务早、务快

黄教授指出，在前庭大腺炎、前庭大腺脓肿的治疗中，由于外邪多为湿、热、毒邪是引起疾病的致病因素，所以祛邪是治疗的关键，强调祛邪务早、务快。正如明代吴又可《瘟疫论》所云："大凡客邪贵乎早治，乘人气血未乱，肌肉未消，津液未耗，患者不至危殆，投剂不牵掣肘，愈后亦易平复。欲为万全乏策者，不过知邪之所在，早拔去病根为要耳。"黄教授提出，及早迅速地祛除病邪，不但使患者早日解除病痛之苦，而且使机体的正气受损较少，有利于病后康复。也如张子和在《儒门事亲·汗吐下三法该尽治病诠》中说："邪气加诸身，速攻之可也，速去之可也，揽而留之，虽愚夫愚妇皆知其不可也。"

3. 使邪有出路，邪去则正安

黄教授在治疗前庭大腺脓肿时，若脓肿已经形成时，应及时行切开排脓。《素问·评热论》指出："邪留不去，其病为实。"正邪与虚实矛盾抗衡斗争，即疾病一系列的病理变化过程。邪气是引发疾病的罪魁祸首，是疾病发生发展变化过程正邪相争的主要方面，邪气在则正必伤，贼邪不去则永无宁日。而清代周学海《读医随笔》指出，我们治疗疾病"用药须使邪有出路"。除手术治疗外，还主张首当祛邪，通过祛邪以护正，使邪去则正安。若脓肿已经破溃或前庭大腺脓肿切开排脓术后均不用抗生素，可纯中医治疗。即邪有出路了，邪已经祛除大半，中药善后即可。

4. 需"先安未受邪之地"

黄教授认为，治疗中需注意患者的体质、正气状况及有无兼夹证等，也是在前庭大腺炎、前庭大腺囊肿、前庭大腺脓肿的治疗中不可忽视的环节。正如清代叶天士在《温热论》中提出"先安未受邪之地"。黄教授指出，对于素体阳气不足的患者而使用上述清法时，需"中病即止"，有时方用至十分之六七，就应审慎，不宜寒凉过度而更伤其阳气。若体质差，阳气虚衰者，治疗上需兼顾护脾胃、气血，切忌一味地攻伐。

5. 要辨湿重还是热重

黄教授指出，本病辨证首先应辨析湿与热之孰轻孰重。湿热毒侵袭机体，并随着脾胃中气之盛衰强弱而转化。中气偏虚者，邪从湿化而病变偏于太阴，表现为湿重热轻；中阳偏旺者，则邪从热化而病变偏于阳明，表现为热重湿轻。湿重于热者，既可损伤中阳而转为寒湿之证，也可逐渐化热而转为热重于湿证；热重于湿者，则易化燥伤阴而深入营血，发为营热阴伤或热甚动血之证。辨证上根据本病有湿偏盛和热偏盛两个主要方面：湿偏盛多表现为无发热，或低热，热势不扬，早轻暮重，头身重痛，口渴不欲饮，或不渴，口淡无味，大便溏薄，小便混浊不清，舌质略红，苔白腻、白滑，或白如积粉等。而热偏盛者，可无发热，或发热，大多热势较高，汗出不解，渴不多饮，口苦，口秽臭，大便秘结，或下利黏垢，秽臭难闻，小便短赤，舌质红，舌苔黄厚腻等。在临床上，湿与热相合而引起的疾病，由于湿浊属阴邪，故病势多缠绵难解。正如吴鞠通所说，湿热为患"非若寒邪之一汗而解，温热之一凉即退"。凡兼夹有湿邪者，必须注意祛湿，即叶天士所说"湿不去则热不除"。现代研究提示，祛湿清热法的方药多具有抗感染、调整胃肠功能、利尿等作用。明代吴鞠通认为："徒清热则湿不退，徒祛湿则热愈炽。"治疗总以分解湿、热，使湿去热孤为原则。既要祛湿，又要清热，必须根据病机，运用合理恰当。只有辨明湿与热之轻重程度，方能确定化湿与清热方药的配伍。

6. 反复发作的前庭大腺囊肿、脓肿的治疗宜加化瘀之品

《灵枢·百病始生》曰："是故虚邪之中人也，始于皮肤……留而不去，则传舍于络脉。在络之时，痛于肌肉，其痛之时息，大经乃代。"提出了六淫外邪致病可从在表之皮肤及于在里之络脉的病理传变过程。然而在岭南之地，黄教授指出本病多为湿热之邪侵袭在表之外阴皮肤，发为前庭大腺炎，病久入里入络，形成前庭大腺囊肿、脓肿。"久病入络"是清代名医叶天士提出的学术观点，是中医学的一个重要理论，开创了治络之大法。叶天士在《叶氏医案存真》卷一提到："久发、频发之恙，必伤及络，络乃聚血之所，久病必瘀闭。"而《素问·痹证》也提到："病久入深，荣卫之行，经络时疏，故不通。"疾病缠身，久治不愈，多因病久耗气，气虚无力推动血液运行，血滞留于机体而致。黄教授认为，前庭大腺囊肿、脓肿属于有形之癥，为瘀血内阻下焦外阴，久积成块，特别是反复发作的患者，久病入络，久病必瘀，久积成块。正如在叶天士《临证指南医案》曰："大风经主气，络主血，久病血瘀。"然而本病初病在气，久病入络是疾病发展的规律，特别是有部分患者前庭大腺囊肿、前庭大腺炎症反复发作，缠绵不消，导致体内气血运行不畅，脉络中必有瘀滞。清代医家傅青主言："久病不用活血化瘀，何除年深坚固之沉疾，破日久闭结之瘀滞？"故黄教授在治疗上适加活血化瘀之品如牡丹皮、丹参、赤芍、当归等。瘀象特别重者，如瘀血瘀斑明显，舌底络脉迂曲怒张明显，适加破血消癥之品，如三棱、莪术等。

四、预防调护

前庭大腺炎、前庭大腺囊肿、前庭大腺脓肿等容易反复发作，病程较长，慢性炎症期病势缠绵难愈，急性期病势急，黄教授重视与患者沟通，进行心理疏导，宣传预防调护的科普知识。首先平时生活上调护，特别是性生活、经期、分娩产后尤需注重外阴阴道的卫生；其次如果是湿热体质的患者，需注意饮食上忌服辛辣、煎炸之品。最后是平日需适当运动，提高体质，增强机体抗御外邪的能力，即中医之"扶正以驱邪"。

五、典型医案

病案一

患者，杨某，女，28岁，文员，门诊号30074499。初诊日期：2018年7月11日。

主诉："外阴疼痛3天，加重1天"就诊。患者月经一干净，觉外阴一侧肿胀，疼痛逐渐加剧，行走困难；伴发热恶寒，体温37.9℃，口干口苦，小便黄，大便干结。舌质暗红，苔黄腻，脉滑数。妇科检查：右大阴唇下段肿胀4cm×3cm×3cm，色红，热感，触痛明显，无波动感。

西医诊断：前庭大腺炎。中医诊断：阴肿（湿热下注证）。治疗以清热祛湿为法。中药内服处方：龙胆草10g，金银花15g，连翘15g，青天葵10g，蒲公英20g，赤芍15g，牡丹皮12g，黄柏10g，栀子10g，甘草6g。中药外洗坐盆：金银花30g，野菊花30g，龙胆草20g，大黄20g，黄柏20g，蒲公英30g。

用药1天发热退，用药3天外阴肿痛明显减轻，中药继守上法用药5天。妇科检查外阴红肿已消，右前庭大腺部位仅触及花生米大硬结，轻触痛，舌质暗，苔白腻，脉滑数。中药内服改方：龙胆草6g，金银花12g，赤芍15g，牡丹皮12g，生地黄20g，泽泻15g，栀子10g，茯苓20g，甘草6g。外洗方同上。用药7天，检查外阴已恢复正常，右前庭大腺未触及硬结，无触痛。

按语： 患者月经刚净，抵抗力欠佳，摄生不慎，感受湿热之邪，湿热下注阴部，发为"阴肿"。方用龙胆泻肝汤以清热祛湿，外用清热解毒中药坐盆。用药8天，患者无发热，外阴肿痛明显减轻，检查外阴红肿已消，故热势已去大半，减少龙胆草用量，减去连翘、青天葵、蒲公英清热之品，加泽泻、茯苓以加强祛湿之力。黄教授指出，患者服一周大苦大寒之中药，易伤脾胃，加用茯苓有健脾渗湿之功，顾护脾胃之效。

病案二

患者，王某，女，50岁，住院号0183368。因"反复右侧外阴肿痛1$^+$月，加重4天"，于2014年2月6日住院治疗。

患者2013年12月下旬发现右侧外阴肿物如花生米大小，触痛，当时无发热，无分泌物增多，间断在我院门诊就诊。妇科检查：右侧阴唇下段可见一约0.5cm×1cm囊性肿物，轻触痛，无波动感。予四黄膏外涂，配合中药内服治疗。经治疗后，外阴肿物缩小，肿痛明显减轻。2014年2月2日食煎炸之品后觉右侧外阴肿物较前增大，触痛，无发热，无溃破渗液，患者遂至我院门诊复诊。妇检提示右侧外阴肿胀，可触及大小约4cm×3cm，囊软感，触痛，予四黄水蜜外敷，配合中成药清热利湿，并建议患者住院治疗，患者未予重视。2月4日始，患者外阴肿物未见缓解，肿痛加重，疼痛难忍，以致行走困难；伴发热无恶寒，口干口苦，体温最高38℃，胃纳欠佳，眠可，小便黄，大便干结，为求进一步诊治,住院治疗。患者既往 2005 年行左侧前庭大腺囊肿切开造口术;2012 年 5 月,行左侧前庭大腺囊肿切除术。妇科检查:右侧大阴唇中下 2/3 肿胀,可触及大小约 4cm×3cm 囊性肿物,未见溃破,波动感明显,触痛明显。舌暗红,苔黄腻,脉滑数。血常规检查:白细胞 $16.51×10^9$/L,中性粒细胞 78%。

西医诊断:前庭大腺脓肿(右侧);中医诊断:阴疮(湿热下注)。治疗经过:排除手术禁忌证后,立即在局麻下行右侧前庭大腺脓肿切开排脓术,流出脓性分泌物约 15mL,取脓液行细菌培养、支原体、衣原体检查,脓液排净后探脓腔,深约 3cm。术后,每日安多福冲洗脓腔并予胶条引流。治疗以清热解毒利湿为法,适加化瘀之品。中药内服处方:金银花 15g,野菊花 15g,蒲公英 15g,紫花地丁 15g,赤芍 15g,牡丹皮 15g,龙胆草 10g,浙贝母 15g,花粉 15g,皂角刺 10g,乳香 6g,没药 6g,甘草 6g。每日 1 剂,水煎温服,共 3 剂。中药外用处方:龙胆草 20g,金银花 30g,野菊花 30g,大黄 20g,黄柏 20g,蒲公英 30g。用多量水(约 1000mL)煎药,煮沸 15 ~ 20 分钟,用药液熏洗外阴后,坐浴 10 ~ 15 分钟,可复煎再用,每日 2 次。

用药 1 天后无发热,3 天外阴肿胀明显减轻。外阴无脓性分泌物,脓腔缩小。前庭大腺脓液培养 + 药敏:大肠埃希菌感染,头孢呋辛钠等头孢类药物敏感。衣原体抗原检测、支原体培养、淋球菌培养均为阴性。内服中药上方去乳香、没药、皂角刺,加茯苓 20g,共 7 剂。中药原方坐盆 7 天。经治疗后,患者无外阴肿痛,无发热、腹痛等,妇科检查:外阴无红肿,挤压脓腔未见脓液流出,脓腔缩小至深 0.5cm。复查血常规正常。2 月 17 日痊愈出院。

按语:缘患者久居岭南湿热之地,摄生不慎,饮食不节,湿热内侵,湿热下注外阴,阻于阴户,外阴为肝经循行之处,久积形成阴疮。

湿热之邪入侵，人体正气与之相搏，正邪交争于体内，故发热；口干口苦为热灼津液之象；湿热内阻中焦，脾失健运，则胃纳欠佳，湿热下注膀胱，故小便黄；肠胃积热，耗伤津液，肠道干涩失润，则大便干结；外阴肿痛为湿热内阻，气机不畅，不通则痛之象。结合舌脉，辨证为湿热下注型。治以"实则泻之"为原则，以"清热解毒祛湿，消肿溃坚"为法。方用仙方活命饮加减。方中金银花性味甘寒，清热解毒疗疮，故重用。蒲公英、紫花地丁加强清热解毒之力。赤芍、牡丹皮、乳香、没药行气活血通络，消肿止痛。贝母、花粉清热化痰散结，消未成之脓。皂角刺通行经络，透脓溃坚，可使脓成即溃。龙胆草入肝经，泻肝经之火，清肝经之湿，并能引药归经。甘草清热解毒，并调和诸药。诸药合用，共奏清热解毒、消肿溃坚、活血止痛之功。此病案虽是前庭大腺脓肿，属于急性发作，血象亦高，但黄教授并未予以抗生素口服或静脉给药，及时行前庭大腺脓肿切开排脓术，使邪有出路，以达到泻火、泻热之效，配合中药内服及外用坐盆，纯中药治疗取得满意的疗效。倘若不行脓肿切开排脓术，热邪无出路，即使用再多抗生素也难以奏效。黄教授指出，用药1天后无发热，3天外阴肿胀明显减轻，内服中药减去活血通络，消肿之乳香、没药、皂角刺，加茯苓以健脾渗湿，顾护脾胃以扶正，这也是治疗"先安未受邪之地"用药之巧妙所在！

病案三

患者，朱某，女，36岁，职员，门诊号：64929709。初诊：2016年2月29日。

主诉：左侧外阴肿胀1$^+$周。现病史：患者左侧外阴肿胀1$^+$周，无疼痛，无瘙痒，口干欲饮冷水，口苦，胃纳可，小便黄，大便正常。既往行左侧巴氏腺脓肿切开造口术。舌质红，苔薄黄，脉弦。妇科检查：

左侧大阴唇下段肿大，大小约 2cm×3cm，饱满，可活动，无挤压痛。

西医诊断：前庭大腺囊肿（左侧）；中医诊断：阴肿（湿热下注）。治以疏肝清热祛湿为法。拟方：龙胆草 10g，泽泻 15g，柴胡 10g，车前子 15g，栀子 10g，木通 10g，黄柏 10g，甘草 6g，生地黄 20g，当归 9g。7 剂，先煎水内服，再复煎坐盆。

1 个月后复诊，外阴肿物基本消失。

按语：患者摄生不慎，感受湿热之邪，湿热下注阴户，气血运行不畅，停而为瘀，瘀血内阻，久积成块，发为阴肿，故扪及外阴肿物。瘀血阻滞外阴，气机运行不畅，觉肿胀。热灼津液，故口干欲饮冷水。湿热熏蒸，火迫胆汁妄行上逆于口而苦。湿热下注膀胱，见小便黄。四诊合参，辨证为湿热下注型。病性属标实，治以疏肝清热祛湿、活血化瘀。方用龙胆泻肝汤加减口服并再复煎坐盆。黄教授认为，在清热祛湿疏肝的同时，适加化瘀之品，起到化瘀消肿消癥之效。

结语

前庭大腺炎症属妇科常见病和多发病。黄教授认为，在岭南地区最为常见证型为肝经湿热型，治疗应四诊合参、分阶段论治。治疗祛邪当务早、务快、务尽！黄教授指出，若前庭大腺脓肿已经形成时，应及时行切开排脓，使邪有出路，邪去则正安。治疗时需"先安未受邪之地"，辨湿重还是热重。治疗前庭大腺囊肿、脓肿时，适加化瘀之品。

（谢静华，陈颐，陈志霞，黄丽芳）

参考文献

［1］罗颂平.中医妇科学［M］.北京：高等教育出版社，2008.

［2］马宝璋.中医妇科学［M］.上海：上海科学技术出版社，

1997.

［3］欧阳惠卿.中医妇科学［M］.北京：人民卫生出版社，2002.

［4］彭胜权.温病学［M］.上海：上海科学技术出版社，1996.

［5］王莲珍.前庭大腺脓肿与囊肿的保守治疗［J］.陕西医学杂志，1992（4）：203-204.

［6］许光明，江兆麟，邵丙芹.无水乙醇局部注射治疗前庭大腺及阴道囊肿［J］.中华妇产科杂志，1990，25（2）：83.

［7］黄义和.二氧化碳激光治疗前庭大腺囊肿24例疗效观察［J］.实用妇产科杂志，1995，11（2）：105.

［8］王红芹.LEEP刀联合臭氧治疗前庭大腺脓肿患者的疗效及对术后生活质量的影响［J］.实用临床医学，2018，19（2）：59.

［9］张艳旭.微波刀治疗前庭大腺囊肿及脓肿疗效分析［J］.中国医药导报，2008（5）：49.

［10］李丹.郑飞玉.电极刀治疗前庭大腺囊肿43例［J］.淮海医学，2009，27（3）：230.

第四节　阴道炎

阴道炎（vaginitis）是指阴道感染病原体而诱发的阴道炎症。主要临床表现为阴道瘙痒，甚或痒痛难忍，坐卧不宁，或伴有带下增多等。常见的有滴虫性阴道炎、阴道假丝酵母菌病、细菌性阴道病、萎缩性阴道炎等。根据年龄、病史、症状、体征可初步诊断，取阴道分泌物进行实验室检查，根据所检出的致病菌类别即可确诊。

阴道炎症是妇科常见疾病，各年龄组均可发病。阴道与尿道、肛门毗邻，局部潮湿，易受污染；生育期妇女性活动较频繁，且阴道是分娩、宫腔操作的必经之道，容易受到损伤及外界病原体的感染；绝经后妇女及婴幼儿雌激素水平低，局部抵抗力下降，也易发生感染。中医古籍无阴道炎之病名，本病多属于中医学"阴痒""带下病"范畴。

一、对病因病机的认识

黄教授认为，阴道炎病因病机多样，症状容易反复，且可变生他证，临床治疗需谨守病机，辨证论治。但无论何证，均以"湿"为主。《傅青主女科》有云："带下俱是湿症。"又云："则脾气受伤，湿土之气下陷，是以脾精不守……反变为白滑之物，由阴门直下。"认为脾为后天之本，主运化水湿，脾虚失运，湿浊内生，下迫阴门则为带下。岭南地区为热带、亚热带气候，地处丘陵地带，北方之寒被五岭阻隔，海岸线漫长，又有大片湿地与沿海滩涂，气候炎热潮湿，易感受湿热之邪，湿浊易化热。因此，带下又以湿热蕴结下注常见。治疗当以健脾清热祛湿为法。

女子以肝为先天，肝主疏泄，肝疏条达则气机通畅。女性一生中经、孕、产、乳数伤血，故肝血易不足，肝郁易患情志之病；且阴道炎病情易反复发作，阴部瘙痒难忍，严重影响女性生活和心理，易致情绪抑郁、焦虑等。肝为风木之脏，性喜疏泄条达，肝血不足，肝气郁结，疏泄失常，津液失布，郁久则化热；又肝绕阴器，肝经湿热，下注阴窍，化浊生虫，浸渍阴部，虫动则痒而化为阴痒。因此，治疗过程又须注重疏肝柔肝、情志疏导。

阴道炎以阴道局部瘙痒疼痛为主，故全身用药的同时又常须配合局部用药，改善阴道局部黏膜环境，内服外治，两者配合，方可取得疗效。对于复发性阴道炎，应在外治的基础上，重视肝、脾、肾三脏的调养，统筹兼顾，才能使疗效更显著，疗效更为巩固。此外，还需根据妇女不同年龄阶段的不同生理辨证论治。首先，《素问·上古天真论》记载："女子七七，任脉虚，太冲脉衰少。"尤对于老年性妇女，已到"任脉虚，太冲脉衰少"阶段，肾藏精，肝藏血，肝肾同源，肝肾亏虚，精血不足，不能濡养外阴，水不能涵木，化燥生风，可导致阴道枯涩、瘙痒难忍。对于老年性阴道炎，常见于此种证型。此外，由于青春期前女性肾气未充，中年女性面对家庭、社会、工作等易致肝郁，故有"青年女子责之肾，中年妇女则之肝，老年妇女责之脾"之说。因此，用药时侧重青春期填充肾精肾气，中年调养肝脏，老年健脾补肾，如此可使脏腑功能趋于正常，阴阳和调，阴痒带下自除。

二、辨证论治

黄教授认为，阴道炎无论是滴虫性阴道炎、外阴阴道假丝酵母菌病、细菌性阴道病，还是老年性阴道炎，中医辨证不外乎实证和虚证，实证主要是肝经湿热下注，虚证主要为脾虚湿盛或肝肾阴虚。一般而言，阴道炎初发急性期多为实证，反复发作、缠绵难愈者多为脾虚湿盛证，老年性阴道炎多为肝肾阴虚证。

本病常以湿热为病，缠绵难愈，而致虚实夹杂。治疗以清热祛湿杀虫为主，同时应注意扶正祛邪，勿犯虚虚实实之戒。内服药的同时，每配合中药外洗，以期取得更佳效果。

1.肝经湿热下注证

主症：带下量多，色黄或白，质稠或豆渣样或如泡沫状，其气腥臭，阴部灼热瘙痒，口干口苦，小便黄短，大便干结或溏而不爽。舌质红，苔黄腻，脉滑数。

治法：清热利湿，杀虫止痒。

方药：化湿止带方（自拟）。

萆薢 15g，土茯苓 15g，车前子 15g，黄柏 10g，赤芍 15g，牡丹皮 15g，丹参 15g，郁金 15g，柴胡 10g。

方解：方中用萆薢、黄柏、车前子、土茯苓清热化湿杀虫；柴胡、郁金疏肝解郁；赤芍、牡丹皮、丹参清热凉血化瘀。

加减：若带下量多，阴痒甚者，可加龙胆草、苦参以加强清肝利湿，杀虫止痒；伴见尿黄、尿痛、排尿淋漓不尽者，可加泽泻、瞿麦以利湿清淋；便结者，加大黄泄热通腑。

2. 脾虚湿盛证

主症：带下量或多或少，豆渣样或水样，或夹有血丝，阴痒或灼痛，反复发作，神疲乏力，情志抑郁，夜寐不安，口干不欲饮，胃纳欠佳。舌淡红，苔白腻，脉弦细。

治法：健脾化湿，疏肝解郁。

方药：完带汤加减。

党参 15g，白术 15g，苍术 15g，山药 15g，柴胡 10g，白芍 15g，郁金 15g，当归 10g，车前子 15g（包煎），茯苓 15g，陈皮 5g，炙甘草 5g。

方解：方中用党参、白术、苍术、山药、茯苓、陈皮健脾燥湿；柴胡、白芍、郁金、当归疏肝解郁；车前子利水渗湿，炙甘草调和诸药。

加减：若兼肾虚见腰膝酸软，夜尿频多者，可加桑寄生、续断以补肾壮腰。

3. 肝肾阴虚证

主症：阴道干涩灼热或疼痛，潮红，带下量或多或少，色黄或淡红或赤白相间；伴心烦少寐，手足心热，咽干口燥，腰酸耳鸣，或头晕眼花，烘热汗出，小便黄少或短赤涩痛。舌红少苔而干，脉细数。

治法：滋阴清热。

方药：知柏地黄丸加减。

生地黄 20g，山药 15g，山萸肉 10g，茯苓 10g，牡丹皮 10g，泽泻 10g，盐知母 10g，盐黄柏 10g，女贞子 15g。

方解：生地黄、女贞子滋阴补肾，填精益髓；山茱萸滋养肝肾，秘涩精气；山药健脾补虚，涩精固肾，补后天以充先天；泽泻淡渗泄浊，并防生地黄之滋腻恋邪；牡丹皮清泻相火，并制山茱萸之温涩；茯苓渗湿健脾，既助泽泻以泻肾浊，又助山药之健运以充养后天；黄柏、知母滋阴泻火。

加减：若带下量多，可加萆薢、车前子以利水渗湿；若神疲、纳差、便溏，宜加党参、白术以健脾益气；若情志抑郁，失眠梦多，可加郁金、夜交藤以疏肝安眠。

三、外治法

1. 中药外治法

（1）坐浴法：苦参 30g，大飞扬 30g，黑面神 30g，蛇床子 30g，地肤子 30g，细叶香薷 20g。煎水坐浴，每日 1 次。可用于滴虫性阴道炎、外阴阴道假丝酵母菌病。

（2）熏洗法：黄柏、苦参、白鲜皮、川椒各 150g。将上药适量水煎煮 2 次，合并两次煎煮液过滤，药物浓缩至 1 : 1 备用，用时稀释。熏洗阴部，每日 2 次。主治外阴阴道假丝酵母菌病。

（3）敷脐法：醋炙白鸡冠花 3g，酒炒红花 3g，荷叶 3g，白术 3g，茯苓 3g，净黄土 30g，车前子 15g，白酒适量。先将黄土入锅内，继之将诸药研成粉末并倒入黄土同炒片刻，旋以白酒适量注入烹之，待半干时取出，做成一个药饼，取药饼烘热，湿敷患者胳窝内，外用纱布覆盖，胶布固定，每日换药 1 次，通常敷脐 5 ～ 7 天可痊愈。适用于脾虚夹实证。

2. 针灸疗法

（1）滴虫性阴道炎

①毫针：取气海、归来、复溜、太溪、阴陵泉等穴。阴痒重者，加风市、阳陵泉；分泌物为脓血味腥臭者，加大敦。均采取泻法。

②耳针：取内分泌、外生殖器、肾上腺、肾、三焦、脾等耳穴。毫针中等刺激，每日 1 次。埋豆法，每周 3 次。

（2）外阴阴道假丝酵母菌病

①毫针：取气海、曲骨、归来、风市、太冲、阴陵泉等穴。奇痒难忍者，加神门、三阴交。毫针中等刺激，每次选 4～5 个穴，每日 1 次。

②耳针：取神门、内分泌、肝、胆、皮质下、外生殖器、三焦等耳穴。耳穴埋针法，每次选 3～4 个穴，隔日 1 次。

③电针：取穴曲骨、太冲；归来、阴陵泉；气海、阳陵泉。每次选用一组，接电针仪，选密波，中等强度，通电 20 分钟，每日 1 次。

（3）细菌性阴道病

①毫针：取穴：中极、曲骨、横骨、地机。身热者，加合谷、大椎；阴道分泌物为脓血性者，加大敦；小腹坠胀明显者，加气海、关元俞。均采取泻法。

②耳针：取穴外生殖器、肝、肾、肾上腺、三焦、耳背静脉。急性期者，宜用毫针中等刺激，耳背静脉放血，每日 1 次。慢性期者，可用埋豆法，每周 2～3 次。

③穴位注射：取穴曲骨、横骨、三阴交、地机。选用红花注射液、鱼腥草注射液等。每次取腹部及下肢各 1 穴，每穴注入 1～2mL，隔日 1 次。

（4）老年性阴道炎

①毫针：取气海、曲骨、归来、风市、太冲、阴陵泉。配穴：奇痒难忍者，加神门、三阴交，均采取平补泻法。

②耳针：取神门、内分泌、肝胆、皮质下、外生殖器、三焦。毫针中等刺激，每次选4～5个穴，每日1次。耳穴埋针法，每次选3～4个穴，隔日1次。

③电针：取穴：曲骨、太冲；归来、阴陵泉；气海、阳陵泉。每次选用1组，接电针仪，选密波，中等强度，通电20分钟，每日1次。

四、诊治要点与用药特色

1. 清热祛湿为主，标本兼治

黄教授认为，阴道炎属于"阴痒""带下病"范畴，多以湿热为主，或由于肝经郁热化火，脾虚湿浊蕴久化热，湿热下注阴器而致阴痒。脾虚肝郁湿盛者，喜用完带汤加减。完带汤是清代名医傅山所创，《傅青主女科》云："夫白带乃湿盛而火衰，肝郁而气弱，则脾土受伤，湿土之气下陷，是以脾精不守，不能化荣血以为经水，反变成白滑之物……治法宜大补脾胃之气，稍佐以疏肝之品……方用完带汤。"黄教授认为，傅氏之完带汤，方中重用山药、白术为君健脾祛湿，且山药能补肾固带，使带脉约束有权，带下自止；党参为臣补中益气，助君健脾祛湿之功；苍术运脾燥湿，白芍柔肝理脾，木疏则脾自旺；车前子清热利湿，使湿从小便出；佐以少量柴胡、荆芥穗辛散升发脾阳，且柴胡配白芍疏肝解郁，陈皮理气祛湿，使补而不滞，甘草调和诸药。全方重在培土抑木，祛湿化浊，使清阳得升，肝气疏达，诸药配伍，寓补于散之中，寄消于升之内，如《傅青主女科》所云："升提肝木之气，肝血不燥，何至下克脾土，补益脾土之元，则脾气不湿，何难分消水气。"而对于出现带下量多、阴道灼热瘙痒、尿痛或短黄，或伴下腹作痛等为湿热蕴结下注之阴道炎，黄教授则常用清热利湿之品，如川萆薢、土茯苓、金银花、黄柏、车前子、泽泻、毛冬青等。此外，黄教授治湿热而不拘泥于湿热，更注重辨证论治，标本兼治，提出带下久必虚，或脾虚或脾肾两虚夹湿，治疗以扶正为主兼以祛湿，伴脾虚宜补宜升，肾虚宜固宜涩。

2. 内外结合，相得益彰

黄教授认为，阴道炎主要表现为阴部瘙痒疼痛，或带下量多，故除全身辨证论治内服法外，还需配合外洗之药，以改善局部血液循环，达到止痒效果，所谓内外合治，相得益彰。黄教授自拟外洗方，药用苦参30g，大飞扬30g，黑面神30g，蛇床子30g，地肤子30g，细叶香薷20g。每天洗外阴2次，配合西医抗真菌药纳入阴道，用于湿热下注型外阴阴道假丝酵母菌病。对于滴虫性阴道炎，黄教授拟方：蛇床子30g，地肤子30g，苦参30g，乌梅30g，五味子30g，百部20g，枯矾20g。煎水外洗坐盆，每天1次，坐浴后阴道纳入西医抗滴虫外用药。老年性阴道炎由于年老体衰，冲任亏损，肝肾阴虚，精血不足，不能濡养阴部，血虚风燥，不荣而痒。黄教授自拟外洗方：金银花30g，蛇床子30g，地肤子30g，苦参30g，黄柏20g，防风15g，薄荷15g（后下）。同时针对病因，整体施治，内外配合，可取捷效。

3. 情志疏导，宣教预防

带下病以湿邪为主，如《傅青主女科》说"夫带下俱是湿症"，常又责于脾肾功能的失调。然有医家认为，带下病亦应从肝论治。肝主疏泄，肝经绕阴器，水为肝木所喜，湿为肝木之所恶，肝气欲上升，而湿欲下降，两者相牵掣，停滞于中焦走带脉，遂从阴器而出成白带。中焦郁结，煎熬交炽，任带受损，湿热下迫，则黄浊带下绵绵，正如傅青主云："肝气之郁，湿气之蕴，热气之逼。"黄教授亦认同此观点，且因病情易反复，阴痒难耐，情绪不佳，造成肝气不疏，郁而成疾，所以临床常酌加郁金、柴胡等疏肝理气之品。又此类患者情绪焦虑、"谈菌色变"，所以黄教授极其重视患者的心理疏导，常耐心与患者交流，舒缓患者紧张情绪，内用药与外用、情志疏导相配合，常取效甚佳。此外，引起阴道炎的包括真菌性、滴虫性等，多为感染性因素所致，其感染途径可通过性交或各种浴具、游泳池、医疗器械等传播。因此，黄教授认为预防该病的发生，首先要加强个人卫生的宣教，临床上常嘱咐患者内衣裤勤换洗，使用纯棉透气内裤，避免紧身内衣，热水烫洗内衣、毛巾并在太阳下暴晒，不与他人共用浴具，提倡淋浴。勿随意乱用抗生素及进行阴道冲洗，平素用水清洁外阴即可，无须特别护理液，避免对阴道环境进行不必要的干扰。房事有节，避免不洁性交，禁止经期性交。此外，饮食方面忌过食辛辣、甘甜之品及海鲜腥发之物；平素生活规律，起居有常，加强体育锻炼，提高机体抵抗力。

4. 谨守病机，固本善后

临床上阴道炎常易反复发作，特别是复发性外阴阴道假丝酵母菌病（RVVC）常症状反复，给患者生活和心理带来极大的困扰。据美国疾病控制中心资料显示，78% 女性一生中至少患一次外阴阴道假丝酵母菌病（VVC），40% ～ 45% 以上妇女受过两次或两次以上 VVC 的困扰，而 10% ～ 20% 女性则遭受 RVVC 的痛苦。RVVC 目前无成熟的治疗方案，治疗效果亦不甚理想。中医认为，"邪之所凑，其气必虚"，"正气存内，邪不可干"。黄教授认为，西医治疗为针对病原体的治疗，属于治标，属于驱邪，当患者阴道炎反复发病的同时，邪气亦在不断地耗损正气，而西医的"驱邪"亦在不断损伤正气，正气越虚，邪气易侵，形成一种恶性循环。因此，黄教授谨守病机，辨证论治，通过中西医结合治疗，在临床上常可达到很好的疗效。如复发性外阴阴道假丝酵母菌病

表现为带下量多或量少，糊状或豆腐渣样，时有阴痒，神疲乏力，面色
㿠白，便溏，腰酸，性欲降低；常伴舌胖大，齿痕，苔薄腻，脉缓弱。
此为脾虚或脾肾两虚夹湿，常用山药、白术、苍术、党参、车前子、黑
芥穗等药。气虚甚者，可重用北芪，酌加金樱子、芡实等；若肾虚为
主，可加杜仲、桑寄生、续断；病情日久，可伤精耗液，可加女贞子、
旱莲草等滋阴之品，但不可过多，以免留寇；若伴阴道灼热感、手足心
热、多梦、易怒，舌红少苔，脉细数，为阴虚夹湿热，常用知柏地黄汤
加牡丹皮、赤芍、蒲公英、蛇床子；若病情反复发作，易致患者情绪波
动、焦虑等，可酌加郁金等疏肝理气之品，并注重心理疏导。对于老年
性阴道炎，由于女性绝经后进入"七七之年"，肾气虚，天癸绝，地道
不通，精血不足，加之围绝经期女性常伴月经紊乱，经血过多使得精血
亏虚愈发明显，冲任、阴窍失于濡养，则阴部易灼痛干涩；正气不足，
又易使湿热之邪外侵，导致带下量多色黄，阴痒不适。对于此类患者，
亦需把守病机，或填补肾精，或清热利湿，或攻补兼施。肾阴亏损、精
血不足患者，可用知柏地黄丸或六味地黄丸及二至丸加减；湿热下注
型，则可用止带方加减。总之，临床上阴道炎易反复发作，病因多端，
病机复杂，又因气血津液、湿邪湿毒的变化易变生他病，因此临床上需
谨守病机，辨证论治。对于已治愈患者，黄教授强调固本善后，预防再
次复发，在阴痒治愈后仍需用药一个疗程，连续两次复查阴道分泌物无
异常，方为治愈。

5. 特色用药

（1）清热利湿，宜用金银花、川萆薢、土茯苓：黄教授认为，阴道
炎属于中医"带下病"范畴。带下病的发生离不开带脉的失约，与湿热
毒密切相关，用药多选用清热利湿之品。金银花，性甘寒气芳香，甘寒
清热而不伤胃，芳香透达又可祛邪，自古被誉为清热解毒的良药，既能

宣散风热，还善清解血毒，用于各种热性病。黄教授喜配金银花清热解毒止痒，认为花类药质地轻灵、清香，能升发阳气，畅气调血，悦肝醒脾，适合岭南人腠理疏松、气阴两虚之体质，亦适合体质娇嫩之妇人。草薢，出自《神农本草经》，为薯蓣科植物粉背薯蓣、叉蕊薯蓣、山草薢或纤细薯蓣等的块茎。性味苦，平，归肝、胃、膀胱经。《纲目》记载："治白浊，茎中痛，痔瘘坏疮。"功能祛风湿、利湿浊。主治带下，膏淋，白浊，疮疡，湿疹，风湿痹痛。土茯苓，味甘、淡、性平。有解毒、除湿之功，可用于治疗湿热淋浊、带下等。《滇南本草》记载土茯苓能："治五淋白浊。"《本草正义》云："土茯苓，利湿去热，能入络，搜剔湿热之蕴毒。"对于湿热蕴结型的阴道炎，黄教授常根据临床辨证选用此三种清热解毒、祛湿止痒药。

（2）解毒杀虫，宜用蛇床子、地肤子、苦参：黄教授认为，阴道炎主要表现为阴部瘙痒、疼痛不适，伴带下量多，故除全身辨证用药外，还需结合局部用药，如可通过中药煎煮进行阴部坐浴等，改善局部循环，内外配合，达到治愈效果。在外洗药物中，黄教授常用蛇床子、地肤子、苦参等药进行解毒杀虫止痒。蛇床子，出自《神农本草经》，性味辛、苦，温，有小毒；归肾经。《本草新编》载："蛇床子，功用颇奇，内外俱可施治，而外治尤良。"指出其外用杀虫解毒功效更良。此药能温肾壮阳、燥湿、祛风、杀虫，用于女子带下阴痒、宫冷不孕等；外治疥癣湿疮，外阴湿疹，妇人阴痒。地肤子，出自《神农本草经》，性味辛、苦，寒；归肾、膀胱经。功能清热利湿，祛风止痒。用于阴痒、带下，小便涩痛，风疹，湿疹，皮肤瘙痒。《别录》："去皮肤中热气，散恶疮，疝瘕，强阴，使人润泽。"《玉楸药解》记载其可治疗："狐疝阴颓……血痢，恶疮。"苦参，味苦，寒。有清热燥湿，杀虫，利尿之功。可用于赤白带下，阴肿阴痒，湿疹，湿疮，皮肤瘙痒，疥癣麻风；外治可用于阴道炎。《本草汇言》：“苦参，祛风泻火，燥湿去虫之药也。”现代药理表明，苦参具有治疗滴虫的作用。黄教授在外洗方治疗阴道炎时，常喜欢用此“三联药组”解毒杀虫止痒。

（3）祛风止痒，宜防风、白鲜皮：黄教授认为，阴道炎的主要症状为阴窍的瘙痒，属于皮肤瘙痒的一种，表现为皮肤瘙痒剧烈，且由于搔抓皮肤可继发性出现抓痕、色素沉着、苔藓样变等损害。中医认为，皮肤瘙痒属于“痒风”范畴，其不外乎体内生风或外感风邪而致。关于此点，我国古籍多有记载。如《灵枢·刺节真邪》云：“虚邪之中人也，洒淅动形，起毫毛而发腠理……搏于皮肤之间。其气外发，腠理开，毫毛摇，气往来行，则为痒。”《诸病源候论·风瘙痒候》记载：“风瘙痒者，是体虚受风，风入腠理，与血气相搏，而俱往来，在于皮肤之间。邪气微，不能冲击为痛，故但瘙痒也。”《医宗金鉴》提出：“此证由肝、脾二经湿热，外受风邪，袭于皮肤……若日久风邪郁在肌肤，则耗血生火，瘙痒倍增，夜不得寐，挠破津血……此属火燥血短。”风为百病之长，善行而数变，皮肤瘙痒的发生多因风邪侵袭肌肤所致。或血虚风燥，或血热生风等导致气血失和，肌肤失于濡养而致皮肤瘙痒。对于肝肾阴虚型阴道炎，特别是老年性阴道炎，由于精血不足，血虚风燥，阴窍失于濡养而干燥瘙痒或灼痛；湿热蕴结型阴痒，热动血分，血热生风，气血运行不调而阴痒。治疗上遵循“内外风消散，则瘙痒可退，肌肤自和”的原则。黄教授强调“痒自风来，止痒必先疏风”，故在治疗阴道炎的同时注重运用祛风止痒药，常用药有防风、白鲜皮。防风用于风疹瘙痒，风湿痹痛等。《本草纲目》对防风祛风功效评价极高：“三十六般风……经络留湿，一身骨节痛，除风去湿仙药。”白鲜皮，出自《药性论》，《本经》谓之“白鲜”。性味苦、咸，寒；归脾、胃、膀胱经。功能清热燥湿，祛风止痒，解毒。用于湿热疮毒，黄水淋漓，湿疹，风疹，皮肤痒疹，疥癣疮癞等。《本经》谓此药可"主女子阴中肿痛。"

（4）善用岭南特色草药飞扬草、毛冬青：《素问·异法方宜论》曰："南方者，天地所长养，阳之所盛也。其地下，水土弱，雾露之所聚也。"《岭南卫生方》曰："岭南既号炎方，而又濒海，地卑而土薄。炎方土薄，故阳燠之气常泄，濒海地卑，故阴湿之气常盛……一岁之间，蒸湿过半。"岭南由于山岭阻隔，又有大片湿地与沿海滩涂，气候炎热潮湿，易感受湿热之邪，故岭南人多为湿热体质。毛冬青为岭南药材，具有清热解毒、活血通络功效；飞扬草生于向阳山坡、山谷、路旁和灌木丛下，分布于热带与亚热带地区，具有清热解毒、利湿止痒等功效，可用治湿疹、皮炎、皮肤瘙痒等。《备急千金要方·治病略例》指出："凡用药皆随土地所宜。"黄教授为岭南著名医家，常因地制宜，辨证选用岭南药材治疗阴道炎。

五、预防调护

阴道炎的主要致病原因，包括不注重个人卫生、接触性感染、药物和自然生理变化后病菌滋生等几方面。主要的预防和调护措施如下：加强相关卫生知识的宣传教育和公共卫生设施的管理工作，提高全民对此类疾病的认识，对所有公共设施定期消毒，防止疾病的传播；讲究个人卫生，正确清洗阴部，科学护理阴部，不使用没有经过消毒的卫生纸或卫生巾，不可与他人共用各种洗浴用具；要在医生指导下合理用药，不乱用抗生素和糖皮质激素类药物，避免随意冲洗阴道，以防破坏阴道环境内平衡；防止不洁性交，月经期间宜避免阴道用药及坐浴；定期进行体格检查，包括配偶的检查；医疗卫生部门应对检查和治疗按操作规程严格要求，以减少医源性和患者的交叉感染机会；加强对生理易感人群如婴幼儿、糖尿病患者和更年期妇女的预防工作；饮食有节，不要过食辛辣、甘甜食品；保持良好的精神状态和个人的生活好习惯；加强体育锻炼，增强体质，生活有规律，起居有常。

六、典型医案

病案一

患者冯某，女，27 岁，门诊号：65985388。因反复阴痒 9 月余，于 2018 年 3 月 27 日就诊。

缘患者 2017 年 6 月开始出现反复外阴阴道瘙痒，伴带下量多、色淡黄、质稀薄，2017 年 8 月外院检查提示为念珠菌性阴道病，经治疗后仍反复念珠菌感染，一年内感染念珠菌阴道炎 4 次以上。LMP：2018 年 3 月 14 日，平素月经规律。舌淡红胖，苔薄白，脉细。查阴道分泌物提示念珠菌感染，BV、衣原体阴性。妇科检查：外阴正常，阴道通畅，分泌物稍多，色乳白；宫颈光滑，子宫后位，大小正常，活动可，质中，无压痛；双附件未扪及异常。西医诊断：念珠菌性阴道炎；中医诊断：阴痒。证型：脾虚湿蕴，化毒生虫。治法：健脾化湿，解毒杀虫。治疗：①中药处方：柴胡 10g，白术 15g，白芍 15g，粉草薢 15g，当归 10g，陈皮 5g，土茯苓 15g，车前子 15g，山药 15g，苍术 15g，党参 15g，甘草 5g。共 7 剂，每日 1 剂，水煎服。②克霉唑阴道片予阴道塞药，每 3 天 1 次，共 2 次。

2018 年 4 月 3 日二诊：经治疗后，外阴阴道瘙痒明显好转，带下量减少，舌淡红，苔薄白，脉细。中药守上方共 14 剂，每日 1 剂。

2018 年 4 月 24 日三诊：药已，带下量明显减少，阴痒不显著。上方去党参，共 14 剂，每日 1 剂。

2018 年 5 月 22 日四诊：查白带发现少许念珠菌，仍少许阴痒，带下量减少，色黄。舌红，苔黄，脉细数。追问患者，近期频繁进食辛辣之品。治疗：①嘱节饮食；②中药处方：粉萆薢15g，土茯苓15g，山药20g，赤芍15g，牡丹皮10g，丹参15g，车前子15g，败酱草15g，毛冬青30g，郁金15g，苍术10g。③克霉唑阴道片1粒（0.5g）阴道塞药，每3天1次，共6盒。经治疗后阴痒消失，查念珠菌转阴。

按语：《傅青主女科》曾云"带下俱是湿证"，阴痒一症总与湿相关。黄教授认为，本病的治疗原则，不外乎根据虚实的不同而辨证求因，采取或补或清或泻的方法。该患者阴痒反复发作近1年，伴带下量多、色淡黄、质稀薄，舌淡红胖，苔薄白，脉细等一派脾虚湿盛之象。因脾虚失运，湿浊内生，当用健脾祛湿法，故用白术、苍术、陈皮、山药、党参、甘草健脾祛湿；但患者发病病程较长，湿浊内蕴，郁久化热，湿热下注阴器，化浊生虫，当用清热杀虫止痒之药，故加粉萆薢、土茯苓、车前子清热祛湿，杀虫止痒。此外，阴痒反复发作，易使患者心情郁闷、烦躁，故加柴胡疏肝，白芍、当归养血活血柔肝。黄教授在临床上常告诫弟子：阴痒患者需注意情志疏导，肝气疏则脾气得升，脾气健运，湿浊自除。阴痒主要表现为局部疾患，因此黄教授临床注重内服和外治法配合，所谓"内外配合，相得益彰"，阴道配予克霉唑阴道片，则疗效更佳。整方用药精当，直达病所，故用药后患者效果显著，阴痒大减。由于岭南地区气候炎热，加上患者在治疗好转后不注意饮食，贪食辛辣之品，使得病情反复。四诊时带下色黄，阴痒复发，舌红，苔黄，脉细数。此为湿浊化热，虫生扰阴，因此治疗上需以清热祛湿、杀虫止痒为法，予粉萆薢、败酱草、毛冬青、土茯苓、车前子等清热利湿之品；中医认为，皮肤瘙痒属于"痒风"范畴，皮肤瘙痒为风邪侵袭所致，"血行风自灭"，故加赤芍、牡丹皮、丹参、郁金清热凉血活血，佐以山药、苍术健脾燥湿。

病案二

患者胡某，女，26岁，门诊号：64006016。主诉：反复带下、量多色黄、如豆腐渣样半年，于2018年5月23日就诊。

患者既往反复念珠菌感染病史，平素月经周期正常，5～6天干净、量中等，偶痛经，末次月经：2018年5月3～9日。现阴痒，带下量多，色黄，质稠，如豆腐渣样；舌质暗红，舌苔黄，脉弦滑数。未婚，有性生活史，暂无生育要求。妇检示：外阴正常，阴道通畅，分泌物多，见豆腐渣样白带，宫颈光滑。查白带常规：未发现念珠菌、滴虫，白带清洁度Ⅳ度，BV阴性，衣原体阳性；细菌培养：白色假丝酵母菌，对隐曲康唑、氟康唑敏感。西医诊断：①念珠菌性阴道炎；②衣原体感染。中医诊断：阴痒（湿热下注证）。治疗：①中药处方：粉萆薢15g，土茯苓15g，鱼腥草15g，赤芍15g，牡丹皮15g，丹参20g，车前子15g，败酱草20g，毛冬青30g，郁金15g。②克霉唑阴道片1粒（0.5g）阴道塞药，每3天1次，共2次；③阿奇霉素500mg，每天口服，共6天。

2018年6月6日二诊：带下量明显减少，阴痒大减，复查衣原体转阴，细菌培养未见真菌感染。继续治疗：①中药处方：粉萆薢15g，土茯苓15g，山药20g，赤芍15g，牡丹皮15g，丹参15g，车前子15g，败酱草20g，毛冬青30g，郁金15g。共7剂，每日1剂。②克霉唑阴道片阴道塞药，每3天1次，共6次巩固治疗。嘱患者清淡饮食，避免进食海鲜、辛辣之品。

按语： 岭南由于地域特点为炎热潮湿，足厥阴肝经循行阴器，湿邪内侵，流注下焦，日久化热，易导致肝经湿热下注阴器而致阴痒；又湿热熏蒸，易生虫毒而阴痒。岭南名医何梦瑶在其著作《妇科良方》里记载带下附白淫，多为湿热所化，治疗上以清热祛湿凉血养血为法。黄教授认为，岭南地区阴痒多为湿热熏蒸，湿热、湿毒壅盛，需用清热凉血、解毒杀虫、化湿除秽法治疗。本案患者湿浊化热，热蕴成毒，湿毒生虫，滋扰阴部而成阴痒，故见带下量多色黄、如豆腐渣样。以粉萆薢、土茯苓、鱼腥草、败酱草、毛冬青清热利湿除秽，杀虫止痒；赤芍、牡丹皮、丹参、郁金清热化湿，凉血化瘀。在治疗中采用内治与外治相结合的方法，如此标本兼治，内外并治，疗效更佳。

结语

阴道炎为妇科常见病和多发病，"湿、热、毒、虫、虚"为其主要病理特点。黄教授认为，本病的治疗应当以清热祛湿为主，标本兼治。阴痒反复发作又易使患者焦虑、烦躁，治疗期间注意情志疏导、宣教预防，治疗后需固本善后，预防复发。阴道炎主要为外阴、阴道局部病变，因此内服同时配合外治法，内外合用，相得益彰，才能效如桴鼓。

（曾玉燕，朱敏，陈志霞，李洁丽）

参考文献

［1］孟君，黄健玲.黄教授治疗念珠菌阴道炎经验总结［J］.医药前沿，2012（27）:314.

［2］沈碧琼，陈展，黄健玲.完带汤配合克霉唑栓外用治疗复发性念珠菌性阴道炎27例临床观察［J］.新中医，2007，39（12）:52-53.

［3］黄健玲.中西医结合治疗妇科常见病·阴道炎［M］.广州：广东人民出版社，1996.

［4］王小云，黄健玲.中医临床诊治妇科专病［M］.北京：人民卫生出版社，2013.

［5］谢幸，孔北华，段涛.妇产科学［M］.北京：人民卫生出版社，

2018.

［6］罗颂平.中医妇科学［M］.北京：高等教育出版社，2007.

［7］钟以林.班秀文治带下的经验［J］.中医杂志，1996，37（5）：280-282.

［8］朱世增.罗元恺论妇科·带下病及阴痒［M］.上海：上海中医药大学出版社，2008.

［9］班秀文.班秀文妇科医论医案选［M］.北京：人民卫生出版社，2012.

［10］包素珍，张爱琴.名家验案精选妇科病［M］.北京：人民军医出版社，2008.

第五节　盆腔炎性疾病

盆腔炎性疾病（pelvic inflammatory disease，PID）指女性上生殖道的一组感染性疾病，主要包括子宫内膜炎、输卵管炎、输卵管卵巢脓肿、盆腔腹膜炎。炎症可局限于一个部位，也可同时累及几个部位，以输卵管炎、输卵管卵巢炎最常见。根据病史、症状、体征及实验室检查可做出初步诊断。目前推荐使用2015年美国疾病预防和控制中心（Center for Disease Control and Prevention，CDC）的盆腔炎性疾病的诊断标准。

盆腔炎性疾病多发生在性活跃的生育期妇女，初潮前、无性生活和绝经后妇女很少发生盆腔炎性疾病，即使发生也常常是邻近器官炎症的扩散。引起PID的病原体有两个来源：①内源性病原体，来自原寄居于阴道内的菌群，包括在需氧菌及厌氧菌，可以仅为需氧菌或仅为厌氧菌感染，但以需氧菌及厌氧菌混合感染多见。②外源性病原体，主要为性传播疾病的病原体，如淋病奈瑟菌、沙眼衣原体、支原体，其他有绿脓杆菌、结核杆菌等。

盆腔炎性疾病若未能得到及时治疗，病情发展可引起弥漫性腹膜炎、败血症、感染性休克，严重者可危及生命。若未能得到正确的、彻底的治疗，可导致不孕、输卵管妊娠、慢性盆腔痛，炎症反复发作等PID 的后遗症，从而严重影响妇女的生殖健康，且增加家庭与社会经济负担。

中医古籍无盆腔炎之名，本病多属"带下病""妇人腹痛""热入血室"等范畴。若发生在产后、流产后，以发热为主症者，属"产后发热"范畴。若形成盆腔炎症包块者，则属"癥瘕"范畴。

一、对病因病机的认识

黄教授认为，盆腔炎通常起病急、病程长、病情复杂多变，临床治疗较为棘手。一般多有寒热错综、虚实夹杂、证型变化较多的特点，然岭南地区盆腔炎一般不离"湿、瘀、热、虚"。患者多有带下性状的改变，"夫带下俱是湿证"，《素问·太阴阳明论》说："伤于湿者，下先受之。"岭南地区气候潮湿，易感湿邪，湿性缠绵，易生难祛。湿邪常于经期产后，或宫腔手术操作后，或因经期同房，正当血室开放，胞脉空虚之时，乘虚而入，与气血相搏结，瘀阻胞宫、胞脉，损伤任带。若湿邪阻遏气机，气机不利，则血行受阻，血瘀又可影响气机升降，导致水湿日久不化，湿、瘀胶着于冲任、胞宫，难以驱邪外出，以致病程缠绵，迁延难愈。《金匮要略》云"血不利则为水"，指出血瘀于内则影响正常水液气化，使水液蓄积下焦，而成带下。而水聚则气机失调，又导致气滞，血行不利，血滞不行，终成血瘀；加之现代人普遍活动量小，运动少，代谢慢，更加重气血不畅，日久则易形成瘀血内停，"不通则痛"，发为腹痛。黄教授认为，临床上无论盆腔炎哪一证型，"瘀"是共同存在的，且贯穿于病程的整个阶段。湿邪郁久化热，久瘀不散亦可化热，热邪熏灼血脉，加重湿瘀。又妇人多郁，肝气郁结，疏泄失常，或湿邪留滞使肝经受损而疏泄失常，加上病情迁延反复发作，致精神抑郁，肝气郁结，冲任失调是盆腔炎的重要致病因素。广州地处岭南地区，气候湿热，人易感受湿热之邪，湿瘀互结，郁而化热。患者就诊时，多为慢性盆腔炎急性发作，故湿热之病性表现明显，出现发热、下腹痛、带下量多如脓样等一派实热之象。但临床中，虚证亦不少见，如脾虚、肾虚。因近年来全国普遍存在滥用抗生素的情况，这些药物均为寒凉之品，过于寒凉易伤脾气，加上广州地区之人多喜饮凉茶，脾胃损伤之症存在普遍，现工作压力普遍增加，大部分人睡眠时间减少，且缺乏运动锻炼，损害人之正气，故临证须细审辨证，可酌加健脾、补肾之品。

二、辨证论治

1. 盆腔炎性疾病急性期

（1）热毒壅盛证

主症：高热寒战，下腹疼痛拒按，带下量多，色黄如脓样，质稠臭秽；口干口苦，恶心纳呆，小便黄短，大便干结。舌质红，苔黄干或黄腻，脉滑数。

治法：清热解毒，利湿排脓。

方药：五味消毒饮合小承气汤加减。

金银花15g，蒲公英20g，野菊花20g，大黄10g（后下），厚朴15g，枳实15g，败酱草30g，虎杖15g，赤芍15g，牡丹皮15g。

方解：方中用金银花、蒲公英、野菊花、败酱草、虎杖清热解毒，利湿排脓；赤芍、牡丹皮清热凉血；大黄、厚朴、枳实通腑泄热。

加减：热盛，加黄芩、黄柏以清热解毒；夹湿，加薏苡仁、泽泻、车前子以利湿；下腹痛甚，加香附、木香、延胡索以理气止痛。

（2）湿热下注证

主症：带下量多，色黄，质黏稠，其气稠秽；发热恶寒，下腹疼痛，胸闷口腻，纳呆，小便黄短，大便溏而不爽。舌质偏红，苔黄厚腻，脉濡数或滑数。

治法：清热利湿。

方药：止带方加减。

黄柏10g，栀子10g，赤芍15g，牡丹皮15g，泽泻15g，车前子15g（包煎），银花藤30g，败酱草20g，毛冬青30g。

方解：方中用黄柏、栀子清热利湿泻火；赤芍、牡丹皮清热凉血；车前子、泽泻利水渗湿；银花藤、败酱草、毛冬青加强清热解毒，利湿化瘀之功效。

加减：大便干结，加大黄、厚朴、枳实以通腑泄热；腹痛甚，加香附、延胡索以理气止痛。

（3）瘀热互结证

主症：低热起伏，下腹疼痛，肛门坠胀，带下量稍多，色黄质稠；腰骶疼痛，小便黄短，大便燥结或溏而不爽。舌质暗红，有瘀斑瘀点，苔黄腻，脉弦细数。妇科检查或B超提示盆腔有炎症包块形成。

治法：清热解毒，化瘀散结。

方药：棱莪消积汤合小承气汤加减。

赤芍15g，牡丹皮15g，丹参20g，三棱10g，莪术10g，薏苡仁30g，败酱草20g，白花蛇舌草30g，延胡索15g，大黄10g（后下），厚朴15g，枳实15g。

方解：方中用赤芍、牡丹皮、丹参清热凉血，活血化瘀；三棱、莪术破瘀散结；薏苡仁、白花蛇舌草、败酱草清热解毒利湿；延胡索理气止痛；大黄、厚朴、枳实泄热化瘀。

加减：疼痛较甚，加香附、木香以理气止痛；热退体虚，加黄芪、白术、茯苓以益气健脾；月经来潮量多，去丹参、三棱、莪术，加地榆、茜草根、益母草以清热凉血、祛瘀止血。

2. 盆腔炎性疾病后遗症

（1）气滞血瘀证

主症：下腹坠胀疼痛，腰骶酸痛，带下量多，色黄或白；情志抑郁，嗳气叹息，经前乳房胀痛。舌质暗红，有瘀斑瘀点，苔薄白，脉弦涩。

治法：活血化瘀，理气止痛。

方药：盆炎方（自拟）。

当归15g，赤芍15g，牡丹皮10g，丹参15g，香附10g，木香10g（后下），枳壳10g，车前子15g（包煎），败酱草15g，毛冬青20g。

方解：方中用赤芍、牡丹皮、丹参清热凉血，活血化瘀；当归养血活血，香附、木香、枳壳理气止痛；车前子、败酱草清热利湿解毒；毛冬青活血化瘀，清热利湿。

加减：下腹痛甚，加延胡索、乌药以理气止痛；带下量多，加草薢、薏苡仁、泽泻以清热利湿。

（2）湿热瘀结证

主症：下腹疼痛，腰骶酸痛，带下量多，色黄白，质稠；口干口苦，胸闷纳呆，小便黄短，大便干结。舌质暗红，有瘀斑瘀点，苔黄腻，脉弦数。

治法：清热利湿，活血化瘀。

方药：止带方加减。

赤芍 15g，牡丹皮 15g，丹参 15g，泽泻 15g，车前子 15g（包煎），银花藤 20g，败酱草 15g，毛冬青 30g。

方解：赤芍、牡丹皮、丹参活血化瘀；栀子、车前子、泽泻利水渗湿；银花藤、败酱草清热解毒利湿；毛冬青清热解毒，活血化瘀。

加减：热盛，加黄芩、黄柏以清热；下腹痛甚，加香附、延胡索以理气止痛；妇科检查有炎症包块，加三棱、莪术以活血消癥。

（3）脾虚湿瘀互结证

主症：下腹隐痛，坠胀，腰骶酸痛，劳累后加重，带下量稍多，色白；情绪抑郁，善太息，神疲乏力，纳呆便溏。舌质淡红，有齿印，苔薄白，脉弦细。

治法：健脾化湿，活血化瘀。

方药：盆炎方（自拟）合四君子汤加减。

当归 15g，赤芍 15g，丹参 15g，茯苓 20g，白术 15g，党参 15g，郁金 15g，香附 10g，木香 10g（后下），炙甘草 5g。

方解：方中用党参、白术、茯苓、炙甘草健脾益气化湿；当归、赤芍、丹参活血化瘀；郁金、香附、木香疏肝理气止痛；毛冬青活血化瘀，清热利湿。

加减：体虚明显，加黄芪以加强益气健脾；下腹痛甚，加延胡索、败酱草以理气化湿止痛；夹湿，加车前子、薏苡仁、草薢以清热利湿。

（4）寒湿凝滞证

主症：小腹冷痛，痛处不移，得温痛减，腰骶酸痛，带下量多，色白质稀；形寒肢冷，面色青白。舌质淡黯，苔白腻，脉沉紧。

治法：散寒除湿，活血化瘀。

方药：少腹逐瘀汤加减。

桂枝 10g，小茴香 5g，当归 15g，川芎 10g，赤芍 15g，延胡索 15g，台乌药 10g，茯苓 20g，白术 15g，丹参 15g。

加减法：湿重带下量多，加川萆薢 15g，薏苡仁 20g 以利湿；兼脾虚见神疲乏力，加党参 15g，黄芪 15g 以健脾益气；兼肾虚见腰骶酸痛，加川续断 15g，桑寄生 15g 以温补肾气；下腹痛甚，加败酱草 15g，毛冬青 20g 以清热利湿，活血化瘀。

三、外治法

1. 灌肠疗法

主症：盆腔炎性疾病及其后遗症均可应用。

治法：清热解毒，活血化瘀。

用法：

①莪丹灌肠方（自拟）：三棱 15g，莪术 15g，丹参 20g，赤芍 15g，毛冬青 30g，水煎成 100mL，行保留灌肠，每天 1 次，10 天为一疗程，可连续应用，月经期暂停。

②复方毛冬青灌肠液（李丽芸教授经验方）：毛冬青、莪术、大黄等，制成煎剂 100mL，行保留灌肠，每天 1 次，10 天为一疗程，可连续应用，月经期暂停。

2. 外敷疗法

主症：盆腔炎性疾病及其后遗症均可应用。

治法：清热解毒，活血化瘀。

用法：用四黄散（大黄、黄芩、黄柏、黄连）或双柏散（侧柏叶、大黄、黄柏、泽兰、薄荷）适量，加温开水拌匀搅成饼状，表面涂以蜜糖，用布包好外敷下腹部，每天 1～2 次，10 天为一疗程，可连续应用，月经期暂停。

四、诊治要点与用药特色

1. 分阶段论治，抓主要矛盾

黄教授认为，盆腔炎性疾病初起出现腹胀、大便不通，甚或呕吐而不能食等。乃因邪热壅盛，阳明腑气不通，故在清热解毒基础上酌加泻热通腑之品。大黄是其喜用药，取通腑泻热之力，使邪气下泻，有助于排毒解毒。患者在使用抗生素一段时间后，湿浊较重，可见舌苔黄厚腻，故选用清热利湿、芳香化浊之品。在应用清热解毒、泻热通腑后，易伤阴耗气，且久病留瘀，至盆腔炎性疾病后期，热已退，下腹痛明显缓解。若见纳差食少、口干或口苦、神疲乏力、脉细弦等气阴两虚证，治宜活血化瘀、益气养阴为主，可佐以清热利湿，需注意顾护正气，祛邪不伤正。

"病久必有瘀"，无论哪一证型均有瘀滞，岭南地区气候潮湿，易感湿邪，湿性缠绵黏滞，易生难祛。湿瘀互结，阻滞气机，易伤正气是慢性盆腔炎难治之因。黄教授治疗慢性盆腔炎不离活血祛瘀，通络止痛，祛湿清热止带。除中药内服以外，还可结合灌肠、敷药、针灸等外治法。后期注重培元固本，补肾健脾，益气养血填精，以调节机体免疫功能，增强机体抗病能力，清除余邪又利于阴阳气血的恢复，以达到治疗目的。在治疗过程中，同时注意"经带同源"，治带不调经，非其治也。

2. 内外结合，多管齐下

黄教授认为，盆腔炎急性期的中医治疗有阶段性，应分期辨证用药。起病初期，多表现为热毒壅盛的实证，中医治疗以清热解毒为主，并佐以泻热通腑，根据病情必要时需配合西医治疗，以防发展至菌血症、感染性休克等危及重症，抗感染治疗方案按照盆腔炎性疾病指南方案用药；病达中期，多表现为湿热瘀结之证，治宜清热利湿为主，佐以活血化瘀；病至后期，多表现为气阴两虚夹瘀，治宜活血化瘀、益气养阴。而盆腔炎性疾病后遗症证候多变，虚实夹杂，当审证仔细，临床以湿热瘀结、气滞血瘀、脾虚湿瘀互结等证多见，且病久易虚，病久必有瘀，治疗应注意扶正祛瘀。此外，还注重中药外敷、保留灌肠、针灸等多途径治疗，多管齐下，取效甚捷。

3. 特色用药

（1）活血化瘀，宜用赤芍、牡丹皮、丹参：妇人患盆腔炎性疾病，多以腹痛求诊。黄教授认为，妇人以血为本，气血不和，百病乃生。妇人感受外邪或体内脏腑功能失调，容易引起血瘀证。瘀血阻滞经脉，气血运行不畅，不通则痛，则见腹痛。如瘀血日久，郁而化热，除表现为发热外，又能进一步加重血瘀，使疼痛加剧。黄教授治疗盆腔炎以活血化瘀之品为君药，常用赤芍、牡丹皮、丹参。赤芍能散邪行血，活血中之瘀滞，能治腹痛坚积、血痹疝瘕，善清血分实热；牡丹皮不仅能清血分实热，亦能治阴虚发热；丹参为妇科之要药，入足厥阴肝经，能调血敛血，逐瘀生新。三者合用，清热凉血、活血祛瘀，则气血调和，诸症自除。

（2）解毒消痈，宜用败酱草、毛冬青：黄教授指出，盆腔炎患者特别是伴有盆腔包块者，其表现与中医学的痈、脓相近，故消除炎症包块，可使用消痈排脓之法，常用药对为败酱草与毛冬青。败酱草首载于《金匮要略》，因其能清热解毒、消痈排脓、祛瘀止痛，常用治肠痈，亦用治心腹诸痛、破癥瘕、催生落胞、赤白带下。毛冬青为岭南常用药物，功能清热解毒、消肿止痛、利小便。两者合用，能排脓消癥，兼有清热解毒之效。除口服中药外，黄教授亦常用复方毛冬青液保留灌肠治疗盆腔炎。肠道给药起效快，操作相对简单，创伤性小，局部血药浓度较高，能更好地发挥"活血化瘀，清热解毒"的功效，体现中医特色治疗的优势。对盆腔炎反复发作导致慢性盆腔痛的患者，在使用中药治疗的过程中，配合复方毛冬青液保留灌肠能更好地减轻患者的疼痛程度，提高临床疗效及远期疗效。

（3）化瘀消癥，宜用三棱、莪术：对盆腔脓肿者，此时脓肿已局限并吸收，但尚未完全吸收消散，因病久血瘀，癥瘕积聚，宜活血化瘀消癥，常用三棱、莪术对药。三棱辛苦性平，归肝脾经，入血破瘀，可升可降，为血中气药，破血通经而行气消积；莪术辛苦性温，亦归肝脾经，辛开苦降，破血祛瘀，行气止痛。两药相使，共奏破血行气、化瘀消癥之效。《汤液本草》曰："三棱、莪术治积块疮硬者，乃坚者削之也。"

（4）行气止痛，宜用香附、郁金、延胡索、木香：女子以血为本，赖气以运血，气为血之帅，血为气之母，气能行血，血液运行有赖于气的推动；气附存于血中，血能载气而使气有所归。因此，无论是气滞所致血瘀或血瘀所致气滞，两者均在疾病的进程中互相影响。肝主疏泄，喜条达而恶抑郁，"女子以肝为先天"，黄教授认为，妇人多郁，肝气郁结，使肝经受损而疏泄失常，加上病情迁延、反复发作，会导致精神抑郁、冲任失调，是盆腔炎的重要致病因素。黄教授治疗盆腔炎主张适当佐以疏肝行气之品，使肝有所泄，以助血行。香附、郁金均为疏肝解郁行气之药，香附为气病之总司，郁金入血则散瘀，入气则疏肝，两者相配，既取香附行气中之血，亦取郁金利血中之气。延胡索性味辛苦温，入脾肺经，功能行气止痛、活血化瘀。本品既能入肺脾走气分而行气，又能入肝经走血分而活血，气行血活，通而不痛，故为止痛良药。木香为治气之要药，能治心腹一切气，两者常配伍用于治疗气滞甚痛不可忍者。但疏肝行气之品性多温燥，故黄教授指出此类药用量宜轻，以免攻伐正气太过。

（5）攻下消瘀，宜用大黄、厚朴、枳实：黄教授认为，盆腔炎患者病机复杂，除原有瘀血基础外，常兼有湿、热或气滞等病机。若湿热较盛，此时患者多处于急性发作期，表现为腹胀、腹痛、发热、大便不通等阳明腑实证，当以泻下为法，黄教授喜用小承气汤。该方出自《伤寒论》，方中大黄通腑泻热，厚朴行气散积，枳实破气消痞。诸药合用，可轻下热结，消痞除满，使邪有出路，则邪去症自安。瘀热严重者，宜用生大黄后下，以增强通腑导下之力；对热象已去，而仍有瘀血之患者，宜用酒大黄同煮以增其活血化瘀之功效。此法体现了不同炮制方法对中药疗效的影响，亦是黄教授辨证施治、个体化治疗的经验之妙。

（6）健脾补肾，酌加党参、白术、茯苓、当归、桑寄生、菟丝子：黄教授认为，"病久必虚"，盆腔炎性疾病患者在疾病反复发作的过程中，常伴有脾虚、肾虚的证候，如遇劳则发、神疲纳差、腰膝酸软、带下量多质稀、舌淡苔白、脉沉等。此时的病理特征以正已虚而邪未衰、虚实夹杂为主，故治疗上需兼顾护脾胃、培元温肾，切忌一味地攻伐。因此，盆腔炎性疾病后期的治疗在祛邪的同时，必须辅以健脾补肾之品。如于活血祛瘀等法之中酌加党参、白术、茯苓等；瘀血不去，新血不生，病程愈久，则血愈不生，遂由瘀致虚，当于活血中兼以养血，使瘀去而不伤血，可酌加如当归、白芍等；肾为先天之本，当于活血之中顾及命门，酌加桑寄生、菟丝子以补肾培元。

五、预防调护

盆腔炎性疾病易反复发作，病程较长，慢性炎症期病势缠绵难愈，急性期病势急重，故患者易有心理负担，情志抑郁，且长期患病，使体质下降。黄教授重视心理治疗及提倡强化行为，以提高患者保健意识并通过积极锻炼以增强体质。常嘱患者调畅情志，同时注意经期、孕期、产褥期卫生，避免不节或不洁性交。倡导盆腔保健操，着重运动和锻炼盆腔及下肢，由此促进盆腔血运。坚持长期盆腔操锻炼，不仅可改善盆腔局部血液循环，减轻患者慢性盆腔炎疼痛症状，还能改善和调整人体血液循环、呼吸、消化系统等机能，使关节柔韧性、灵活性和肌肉协调性均得到锻炼。

六、典型医案

病案一

患者，张某，女，34岁，工人。住院号：0274659。入院时间：2012年11月3日。

患者一周前进食多量虾蟹等湿热食物，后觉下腹部隐痛伴带下量多，色黄质稠，有臭味；头痛头晕，纳呆，小便黄，大便七日未解。今下腹剧痛4小时伴高热，寒战，恶心呕吐，遂来我院急诊，车床收入院。入院查体：体温39℃，腹肌紧张，压痛、反跳痛明显，舌质红绛，苔黄腻，脉滑数。妇科检查：阴道分泌物多，色黄有恶臭；宫颈举摆痛明显；子宫体后位，大小正常，触痛明显；左附件区可扪及一包块如小鸡蛋大，触痛明显，右附件增厚，压痛。辅助检查：血常规：白细胞18.8×10^9/L，中性粒细胞89%。查白带常规：清洁度Ⅳ度，BV阳性，衣原体阴性。B超检查提示：子宫大小形态正常，宫内节育环，左附件混合性包块3.4 cm×3.4 cm×2.4cm，考虑为炎症所致。西医诊断：盆腔炎性疾病；中医诊断：盆腔炎（湿热互结化热证）。治疗：①中药处方：大黄10g（后下），厚朴15g，枳实15g，黄芩12g，赤芍15g，牡丹皮15g，毛冬青30g，败酱草15g，银花藤30g。每日1剂，水煎温服。②奥硝唑阴道泡腾片阴道塞药，每晚1粒。③毛冬青液保留灌肠，每日1次；四黄水蜜外敷下腹部，每日2次。嘱患者半坐卧位、饮食清淡。

用药次日，排出恶臭大便 2 次，热势下降，下腹疼痛减轻。用药 2 天后无发热，大便通畅，每日 1～2 次，质烂。支原体、淋球菌培养、细菌培养结果均阴性。继续用药治疗两周后，无发热腹痛，带下量减少，腹部无压痛及反跳痛，复查血常规正常。中药改方：败酱草 20g，丹参 15g，牡丹皮 15g，三棱 6g，莪术 6g，银花藤 30g，枳实 15g，车前子 15g，茯苓 20g，薏苡仁 15g。继续用中药灌肠、外敷，治疗 1 个月，患者症状、体征完全消失，复查 BV 阴性。B 超提示子宫及双附件未见异常，痊愈出院。

按语： 该患者因饮食不节，加之久居岭南之地，湿热内侵，湿热互结郁而化热，故见一派实热之象。因湿热内阻肠道，腑气不通，热结便秘，故见发热，大便多日未解；湿热内阻胞宫胞脉，不通则痛，故见腹痛；结合舌脉辨证为湿热互结化热。治以通腑泻下，清热利湿解毒，予小承气汤泻下通腑泄热，使湿热从大便排出。加毛冬青、败酱草清热解毒，祛瘀止痛；银花藤清热解毒通络；赤芍、牡丹皮清热凉血化瘀；黄芩清热泻火解毒。诸药合用，共奏通腑泄热、清热利湿解毒之效。药证相符，故效如桴鼓。此病案虽是盆腔炎急性发作，血象亦高，但黄教授并未予以抗生素口服或静脉给药，只是针对细菌性阴道炎给予奥硝唑阴道塞药治疗。因患者实热之象明显，黄教授强调辨证论治，应因人、因时、因地制宜，针对每个患者病情不同制订最佳治疗方案，本案患者以湿热互结为主，六腑以通为用，腑气不通，则热邪无出路，即使用再多抗生素也难以取效，故治疗以"通"为主。黄教授常说："治病犹如用兵打仗，如找准方向，用药精，用量足，全力出击，则可大获全胜。"

病案二

患者，张某，女，29 岁，职员，门诊号：65035288。初诊时间：

2018 年 5 月 15 日。

主诉：左下腹隐痛 2 个月。现病史：患者 2 个月前出现左下腹隐痛不适，月经量减少，近 2 个月的月经 2 ～ 3 天干净；每日用一片卫生巾，湿 1/2，色暗，夹血块，经前乳房胀痛。平素体质较弱，易疲倦乏力，双下肢酸软，胃口可，睡眠一般；带下偏多，色白，质稀。一周前外院查阴道分泌物未见异常。月经史：13 岁月经初潮，平素月经规律，28 ～ 30 天一潮，经期 5 ～ 7 天，量中，色鲜红；伴经前乳胀，无痛经。近 2 个月的月经量少，详见现病史。末次月经：2015 年 4 月 30 日。婚育史：已婚，G2P1A1（顺产一胎，流产 1 次），现避孕，有生育要求。查体：舌淡暗，苔薄白，脉细弱。妇科检查：外阴正常，阴道畅，分泌物稍多、色白、质稀，无异味；宫颈光滑，无举摆痛；宫体前位，大小正常，质中，活动可，无压痛；左附件增厚、压痛，右附件未扪及异常。西医诊断：盆腔炎性疾病；中医诊断：盆腔炎，辨证为脾虚湿瘀证。治疗：①拟方：太子参 20g，当归 15g，赤芍 15g，丹参 15g，茯苓 30g，白术 15g，毛冬青 30g，香附 10g，木香 5g（后下），败酱草 15g，桑寄生 15g，续断 15g。水煎，早晚分服。②中药毛冬青灌肠治疗，每日 1 次。嘱服药 2 周后复诊。

二诊：患者自觉小腹疼痛、疲倦乏力症状明显缓解。内诊查：左附件稍增厚、轻压痛，右附件未扪及异常。考虑患者月经量少病史，后期以加重补益气血，酌情加熟地黄、鸡血藤、黄芪等。

1 周后，患者就诊诉症状消失，因有生育要求，予以灵术颗粒补肾养精、调经种子；3 个月后，喜闻已孕，嘱患者注意休息，定期产检。

按语：患者平素体质较弱，疲倦乏力，为脾虚运化无力之象；脾虚运化失职，湿瘀内阻，不通则痛，故见下腹隐痛；瘀血内阻胞宫，故见月经量少。四诊合参，辨证为脾虚湿瘀，病性属本虚标实。治以健脾扶正治其本，祛湿、化瘀治其标，标本兼治，内外合用，则可药到病除。黄教授认为，凡治病必求其本，切勿根据某一症状而施以某药，用药应始终遵循中医整体观念、辨证论治之则，顾全大局，有的放矢。

病案三

患者，杨某，女，26 岁，门诊号：64265456。初诊日期：2016 年 5 月 30 日。

主诉：发热、下腹疼痛，发现盆腔包块 20 余日。现病史：患者于 2016 年 5 月 6 日因高热，下腹疼痛，于深圳市南山医院就诊，诊断为盆腔炎、盆腔脓肿，给予二代头孢霉素、甲硝唑抗感染治疗；下腹疼痛减轻，但反复发热，经血培养发现大肠埃希菌，诊断为败血症，遂转上级医院中山大学第一医院住院治疗，改为亚胺培南抗感染；体温逐渐下降至正常，下腹疼痛减轻，但妇科 B 超提示盆腔包块未缩小，考虑盆腔炎性包块、盆腔脓肿形成，建议手术治疗。患者惧怕手术，遂出院转诊寻求中医治疗。

刻下症见：腹胀，下腹隐痛，带下量多、色黄白，乏力，纳呆，寐差，小便黄，大便干结难解。面色晦暗无华，舌质暗红，苔薄白，脉弦细。妇科检查：外阴正常，阴道分泌物较多、色黄白，宫颈光滑，宫体前位、大小正常、欠活动，子宫右上方可扪及 10cm×10cm 质囊包块、轻触痛，左附件区可扪及 6cm×5cm 质囊包块、轻触痛，均与子宫关系密切。辅助检查：5 月 25 日中山大学第一附属医院查妇科 B 超提示：子宫大小正常，双侧附件囊性肿物（右侧 10.3cm×6.3cm，左侧 6cm×3.6cm），考虑炎性肿物（输卵管卵巢积脓）。既往史：患者 4 岁曾行阑尾炎手术。2012 年 3 月因盆腔炎、盆腔脓肿行盆腔脓肿清除术 + 肠粘连松解术。经带胎产史：14 岁月经初潮，月经周期 28 ～ 32 天，6 ～ 7

天干净，量中等，偶有痛经。末次月经：2016年5月8～22日。平时白带量稍多，未婚，有性生活史。孕0。中医诊断：①盆腔炎；②癥瘕，中医辨证属湿热瘀结证。西医诊断：盆腔炎性疾病合并盆腔炎性包块形成。治法：清热利湿，活血化瘀。治疗：①中药处方：赤芍15g，牡丹皮15g，丹参30g，银花藤30g，白花蛇舌草20g，败酱草15g，车前子15g，大黄10g（后下），厚朴15g，枳实15g，毛冬青30g。每日1剂，水煎服，复煎再服。②毛冬青灌肠液保留灌肠，每日1次，经期停用。③四黄水蜜外敷下腹部，每日2次，经期停用。

二诊：患者经上述治疗2周后，月经来潮遂停药。经治疗后现诸症减轻，仍腹胀，下腹隐痛，带下量稍多，大便稍干结，小便稍黄，乏力、纳呆、寐差均好转，末次月经：6月14～21日，色、量、质正常，轻微腹痛。舌质暗红，苔薄白，脉弦细。妇科检查：外阴正常，阴道分泌物稍多、色白，宫颈光滑，宫体前位、大小正常、欠活动，子宫右上方可扪及6cm×5cm质囊包块、轻触痛，与子宫关系密切，左附件未扪及异常。复查妇科B超：子宫大小未见异常，双侧附件囊性包块（右侧5.5cm×6cm，左侧3cm×1.9cm），考虑炎症。处方：赤芍15g，当归15g，丹参30g，银花藤30g，白花蛇舌草20g，败酱草15g，大黄10g（后下），厚朴15g，枳实15g，毛冬青30g，三棱10g，莪术10g。每日1剂，水煎服，复煎再服。外用药同前。

三诊：患者经上述治疗2周，月经期停药，诸症减轻，仍有少许腹胀，无腹痛，带下量正常，小便正常，大便烂、每天2～3次，少许乏力，纳、寐正常。末次月经：7月9～15日，色、量、质正常，轻微腹痛。舌质暗红，苔薄白，脉弦细。治法：活血化瘀消癥。处方：赤芍15g，牡丹皮10g，丹参20g，银花藤30g，毛冬青30g，三棱10g，莪术10g，鳖甲15g（先煎），珍珠母30g，浙贝15g，茯苓15g。每日1剂，水煎服，复煎再服。外用药同前。

四诊：患者经上述治疗 1 个月，现无腹胀痛，带下量正常，大便偏烂、每日 1 次，小便正常，少许乏力，纳眠可。末次月经：8 月 5 ～ 11日，色、量、质正常，无痛经。舌质淡红，苔薄白，脉弦细。妇科检查：外阴正常，阴道分泌物不多，宫颈光滑，宫体前位、大小正常、欠活动，双附件未扪及异常。复查妇科 B 超：子宫大小未见异常，双侧附件未见占位。治法：健脾补肾，活血化瘀通络。处方：赤芍 15g，当归15g，丹参 20g，太子参 20g，白术 15g，茯苓 15g，桑寄生 15g，菟丝子15g，毛冬青 30g，路路通 30g，穿破石 15g。每日 1 剂，水煎服，复煎再服。外用药同前。

按语：本病例是一个盆腔炎、盆腔脓肿、败血症的患者，经西医抗生素治疗后炎症得到控制，但形成较大的炎性包块。患者初诊时症见腹胀，下腹隐痛，带下量多、色黄白，乏力，纳呆，寐差，小便黄，大便干结难解。面色晦暗无华，舌质暗红，苔薄白，脉弦细。妇科检查及 B超提示盆腔包块。一派湿热瘀结之征，故方用败酱草、白花蛇舌草、银花藤、毛冬青、车前子清热解毒利湿，赤芍、牡丹皮、丹参活血化瘀消癥，大黄、厚朴、枳实通腑泻热，配合复方毛冬青保留灌肠、四黄水蜜外敷下腹部。经治疗，二诊患者诸症减轻，妇科检查及 B 超盆腔炎性包块明显缩小，原方减去清热利湿的牡丹皮、车前子，加上当归、三棱、莪术以加强活血化瘀消癥。三诊患者诸症进一步减轻，出现大便烂、次数多，故减去通腑的大黄、厚朴、枳实，加上鳖甲、珍珠母、浙贝、茯苓进一步加强活血化瘀消癥。四诊患者已无明显症状，妇科检查及 B 超复查盆腔炎性包块已完全消失，而患者已结婚，故治以健脾补肾、活血化瘀通络以善后。黄教授认为，对于盆腔炎性疾病，中医有其独特的优势，在急性期配合中医内服、外治可加快炎症的吸收，减少盆腔炎性疾病后遗症的形成，该患者的治疗成功就说明这一点。

结语

盆腔炎性疾病属妇科常见病和多发病，是主要发生在女性内生殖器及其周围结缔组织的炎症，"湿、瘀、热、虚"为其主要病理特点。黄教授认为，本病的治疗应当标本兼顾、多管齐下，治法以活血化瘀为主，兼以祛湿、行气、消癥、导下、补益，辨证施治。常分期而治，一药多用，随症加减，变化灵活，值得深品。

（朱敏，陈颐，陈志霞，严孟瑜）

参考文献

［1］高雅含.基于数据挖掘探讨黄健玲教授治疗盆腔炎性后遗症经验［D］.广州：广州中医药大学，2016.

［2］谈勇，夏桂成，陈婕，等.国医大师夏桂成论治盆腔炎的特点探析［J］.南京：南京中医药大学学报，2017，33（6）：545-546.

［3］谢芳，孙孔云，刘桂荣，等.国医大师张志远治疗盆腔炎经验［J］.湖南中医药大学学报，2018，38（3）：242-244.

［4］李慧，黄利，魏绍斌.王渭川三型论治盆腔炎性疾病临证经验［J］.四川中医，2017，35（8）：9-10.

［5］刘柳青.许润三教授治疗盆腔炎性疾病后遗症慢性盆腔痛用药规律研究［D］.北京：北京中医药大学，2018.

［6］张艳宏，谢雁鸣，罗颂平，等.中医药单用/联合抗生素治疗常见感染性疾病临床实践指南:《盆腔炎性疾病》解读［J］.环球中医药，2018，11（10）:1545-1547.

［7］罗颂平.中医妇科学［M］.北京：高等教育出版社，2008.

[8] 谢幸，孔北华.妇产科学 [M].北京：人民卫生出版社，2018.

[9] 陈颐，徐俐平.黄健玲教授治疗盆腔炎经验介绍 [J].新中医，2006，38（7）:18-19.

[10] 张娟.黄健玲教授治疗盆腔炎经验总结 [J].中医临床研究，2012，4（5）:89-90.

[11] 陈志霞，严孟瑜.从组方用药看黄健玲教授治疗盆腔炎性疾病的思路 [J].新中医，2015，47（11）: 15-17.

第六节　先兆流产

流产（Abortion）是指妊娠不足 28 周、胎儿体重不足 1kg 而终止者。根据流产发生的时间，分为早期流产与晚期流产。发生在 12 周以前者，称为"早期流产"；12 周以后者，称"晚期流产"。胚胎着床后，31% 发生自然流产，其中 80% 为早期流产。在早期流产中，约 2/3 为隐性流产，即发生在月经期前的流产，也称"生化妊娠"。

按自然流产发展的不同阶段，自然流产分为以下临床类型：①先兆流产；②难免流产；③不全流产；④完全流产。此外，流产还有"稽留流产""复发性流产""流产合并感染"3 种特殊情况。主要临床表现为停经后阴道流血和腹痛。"先兆流产"属于中医学的"胎漏""胎动不安"范畴。

妊娠期间阴道少量流血，时作时止，或淋漓不断，而无腰酸腹痛、小腹坠胀者，称为"胎漏"，亦称"胞漏"或"漏胎"。妊娠期间出现腰酸、腹痛或下腹坠胀、胎动下坠，或伴有少量阴道流血者，称为"胎动不安"。胎漏之名首见于《脉经》，胎动不安之名首载于《诸病源候论·妇人妊娠病诸候》。胎漏、胎动不安是堕胎、小产的先兆，类似于西医学的"先兆流产"。

一、对病因病机的认识

黄教授认为，《诸病源候论》指出"妇人肾以系胎"，《医宗金鉴》曰："若冲任二经虚损，则胎不成实；或因暴怒伤肝，房劳伤肾，则胎气不固，易致不安。"黄教授注重肾、冲任与胞胎的关系，肾为先天之本，藏精气，主生殖，系胞胎，为孕育之根，冲任之本。而冲为血海，任主胞胎，胞宫络属于肾，司孕育。因胎居胞宫赖肾气举载，气血濡养，则胎气稳固，妊娠得以系。因此，治疗上以肾与冲任为本，使肾气壮旺，冲任固盛则胎气自然安固。是否为可安之胎应根据临床症状轻重决定：若阴道流血量多，明显腹痛，或持续时间长，其堕胎、小产可能性大；虽然腹痛减轻或阴道流血停止，亦不可盲目保胎，应注意是否胎萎不长致成稽留流产。《景岳全书·妇人规》曰："若腹痛量多，腹酸下坠，势有难留者，无如助其落之，最为妥当。"

二、辨证论治

1. 脾肾两虚证

主症：妊娠期间，阴道少量出血；或伴腰酸，下腹隐痛胀坠，头晕耳鸣，两膝酸软，神疲乏力，纳少便溏，夜尿频多，口淡，纳呆，大便烂。舌质淡胖，苔薄白，脉细滑。

治法：健脾补肾，固冲安胎。

方药：寿胎丸合四君子汤加减。

菟丝子20g，川续断15g，桑寄生15g，阿胶15g（另熔），党参20g，白术15g，炙甘草5g，杜仲15g。

方解：方中用菟丝子、川续断、桑寄生、杜仲补肾安胎；党参、白术、炙甘草健脾益气；阿胶养血止血安胎。

加减法：小腹冷感、畏寒者，可加艾叶以暖宫安胎；恶心呕吐者，加砂仁、苏梗以和胃止呕安胎。

2. 肝肾阴虚证

主症：妊娠期间，阴道少量出血；或伴下腹隐痛，或伴腰酸，并见五心烦热，烦躁口干，睡眠欠佳，多梦，形体消瘦。舌质偏红，苔少，脉细数。

治法：滋养肝肾，清热安胎。

方药：二至丸合寿胎丸加减。

女贞子 15g，旱莲草 15g，菟丝子 15g，桑寄生 15g，川续断 10g，阿胶 10g（另熔），生地黄 15g，白芍 10g，麦冬 10g，黄芩 10g，甘草 5g。

方解：方中用女贞子、旱莲草、菟丝子、桑寄生、川续断滋肾安胎；阿胶养血止血安胎；生地黄、白芍、麦冬养阴安胎；黄芩清热安胎；甘草调和诸药。

加减法：大便干结，可加火麻仁、玄参以润肠通便；失眠多梦，可加夜交藤、酸枣仁以养心安神；阴虚热甚，加沙参、玉竹以养阴清热。

3. 肾虚血瘀证

主症：孕后不慎外伤或劳力过度致腰酸腹坠或阴道下血，或素有癥瘕病史，孕后见腰酸腹坠或阴道下血者。舌边瘀点或舌暗红，脉弦滑。

治法：补肾益气，活血安胎。

方药：寿胎归芎饮。

菟丝子 15g，续断 12g，桑寄生 15g，阿胶 10g（另熔），当归 10g，川芎 6g。

方解：方中用菟丝子、桑寄生、川续断滋肾安胎；阿胶养阴血安胎；当归、川芎养血活血。

加减法：疲倦乏力者，可加党参，白术；阴虚有热者，可加黄芩、沙参、麦冬以清热养阴；瘀血较重者，可酌情加丹参、鸡血藤养血活血，田七活血止血。

三、诊治要点与用药特色

1. 肾虚冲任不固为主要病机

先兆流产常常发生在妊娠早期，阴道流血或伴腹痛或腰酸，属中医学"胎漏""胎动不安"范畴。因胎居胞宫赖肾气举载，气血滋养，乃胎元稳固，妊娠得以维系。肾为先天之本，藏精气，主生殖，系胞胎，为孕育之根，冲任之本。而冲为血海，任主胞胎，胞宫络属于肾，司孕育。因此，治疗上以肾与冲任为本，补肾固冲任以养胎。黄教授将先兆流产患者按中医辨证，主要分为脾肾气虚证、肝肾阴虚证、肾虚血瘀证3种证型，其中以脾肾气虚证最为多见。治疗上着重以肾为本，健脾固肾以养胎，中医药防治流产具有较好的疗效。

2. 腹痛、阴道流血为主要症状

先兆流产的主要临床症状，通常表现为停经后阴道出血、腹痛和腰酸，可单独出现，或兼夹出现，病情亦有轻重缓急之分。黄教授认为，在诸多症状中，以腹痛及阴道流血的严重程度最为重要，能预示病情的预后。若腹痛较剧而持续不止及阴道出血逐渐增多，往往发展为难免流产。腹痛下坠感在治疗过程中若是持续存在，或持续加重的，通常预后不佳。若在治疗的过程中，腹痛下坠感是逐渐缓解的，说明安胎有效果，预后佳。其次，是重视腰酸、腰痛的情况。胞脉系于肾，而腰为肾之府，腰脊为督脉所在，故腰酸痛的程度可反映肾虚的程度。若腰酸痛连骶骨，加之下腹坠痛，通常此胎难安。腰酸痛同时是评判预后的另一个重要临床指标。

3. 特色用药

（1）补肾安胎，常用寿胎丸：胞脉系于肾，腰为肾之府，腰酸也是先兆流产中常见的症状。黄教授认为，肾为先天之本，具有藏精、主骨、生髓的功能，与生殖密切相关。故在先兆流产的治疗中，以固肾补气养血为主要的方法安胎，最常用寿胎丸固肾安胎强腰膝。寿胎丸源于《医学衷中参西录》，由菟丝子、桑寄生、川断、阿胶四味中药组成，主治滑胎肾虚证。方中重用菟丝子补肾益精，壮肾元以安胎，为君药。桑寄生养血强筋骨，以使胎气强壮而安胎；川断也是补肾要药，能够固肾壮腰以系胎，以上共为臣药。上述三味同用，能使肾气旺盛，精血充沛，自能固胎。再兼阿胶补血、止血，使血脉安伏以养胎安胎，是为臣使之药。综合全方，共奏补肾养血、固冲安胎之效。且全方药性较平和，补而不燥，无论哪一证型，均可在寿胎丸基础上加减应用。在寿胎丸中，黄教授认为其君药菟丝子为固肾安胎的要药，它滋而不腻，是补益肝肾的理想药品。一般使用剂量是 15 ～ 20g，而滑胎的患者甚至用至30g。

（2）益气健脾，喜用党参、黄芪、白术：肾为先天，脾胃为后天之本，长养胎儿全赖母体后天脾胃所化生的气血。黄教授常用党参以健脾益气，《本草正义》谓其"健脾而不燥，养血而不滋腻，能鼓舞清阳，振动中气而无刚燥之弊"，一般使用剂量是 15 ～ 30g。若气虚甚，可加黄芪、白术。黄芪补气升阳，能补中益气，升阳，固摄。《珍珠囊》"黄芪甘温纯阳……补诸虚不足……益元气……壮脾胃"，一般宜炙用，使用剂量是 15 ～ 30g。白术补气运脾，可补气，安胎，《本草汇言》："白术乃扶植脾胃，散湿除痹，消食除痞之要药。脾虚不健，术能补之；胃虚不纳，术能助之。"自金元以来，朱丹溪更是提出"黄芩白术乃安胎圣药"之说，对后世影响很大。黄教授指出，白术之所以是安胎圣药，是取其健脾益气之用。对脾气虚证孕妇胎漏、胎动不安，可补虚益气以安胎，但应辨证使用，否则达不到应有的效果。

（3）滋养肝肾，喜用二至丸：肝藏血，主疏泄，性喜条达。又肝司血海，冲为血海。妇女数伤于血，阴常不足，阳常有余。除了补肾固冲、健脾益气养血大法外，黄教授还重视滋养肝肾法。《傅青主女科》指出："夫经水出诸肾，而肝为肾之子，肝郁肾亦郁。殊不知子母关切，子病而母必有顾复之情，肝郁而肾不无缱绻之宜。"由于"乙癸同源"，黄教授在养肝阴时，也常运用二至丸补肾水而柔肝木，为滋水涵木之法。女贞子性甘、苦，凉，归肝肾经；旱莲草性甘、酸，寒，归肝肾经。两药合用，是为二至丸，具有补益肝肾阴之效。且旱莲草还有凉血止血的功效，对肝肾阴虚型胎动不安、胎漏，有阴道出血的患者尤其适用。

四、预防调护

1. 孕后禁房事。叶天士在《女科证治》中提出："保胎以绝欲为第一要策，若不知慎戒，而触犯房事，三月以前多犯暗产，三月以后常致胎动小产。"《景岳全书》也说："凡受胎之后，极宜节欲以防泛溢……如受胎三月、五月而每坠者为尤多也。"

2. 勿过度操劳，避免跌仆闪挫。

3. 避免过度的情志刺激，尤其不可暴怒、过悲。

4. 不宜过食生冷寒凉、辛燥、泻下之品，犯胎之物尤应避之。

五、典型医案

病案一

王某，女，28 岁，文员，门诊号 65030856。初诊日期：2019 年 2 月。

患者结婚 2 年，平素月经规律，一月一潮，7 天干净，量中。G1P0A1（2018 年 4 月因稽留流产行清宫术，胎儿染色体异常）。主诉：停经 44 天，少量白带带血丝，腰酸 1 周。同时伴见下腹坠胀，口干欲饮，欲呕，无头晕头痛，无胸闷心悸，失眠，舌红，苔少，脉细滑。B 超提示宫内孕。西医诊断：先兆流产；中医诊断：胎动不安（肝肾阴虚证）。治法：滋养肝肾。治疗：菟丝子 15g，桑寄生 15g，生地黄 15g，白芍 15g，川续断 15g，女贞子 15g，旱莲草 15g，紫苏梗 10g，太子参 15g，首乌藤 30g。每日 1 剂，煎服；并口服地屈孕酮片 10mg，每天 2 次。7 天后阴道流血止，监测 B 超提示宫内活胎。后继续监测，胎儿发育良好。

按语： 患者既往胎停行清宫病史，平素工作劳累损及肾气。肾虚冲任不固而胎元不健，故白带带血丝；腰为肾之府，故腰酸；脾虚失运，气机不畅则下腹坠胀、欲呕；阴虚生内热耗津，见口干；热扰心神见失眠。四诊合参，辨证为肝肾阴虚，治以滋养肝肾。方中用菟丝子补肾益精，肾旺自能荫胎也，桑寄生、续断固肾壮腰以系胎；女贞子、旱莲草滋补肝肾，清虚热止血；生地黄滋补肝肾、凉血止血，白芍养阴安胎；首乌藤养血安神，太子参气阴双补，苏梗理气止呕。以补肾为首要，肾为先天之本，主生殖，系胞胎；以理气健脾使气血生化有源，脾气旺则摄血止血；辅以滋养肝阴。

病案二

周某，女，36 岁，病案号 0303810，初诊：2016 年 6 月 29 日。

患者已婚未育，G2P0A2（2013 年及 2015 年 6 月均因孕 8 周左右稽留流产行清宫术）。患者既往夫妻双方查染色体正常，2015 年 6 月稽留流产胚胎查染色体异常，丈夫精子正常。

主诉停经 34 天，少许阴道出血、腰酸 3 天。患者平素月经规律，30 天一潮，5 天干净，量、色、质均可。末次月经 2016 年 5 月 26 日。2016 年 5 月 27 日口服来曲唑 25mg，每日 1 片，连服 5 天促排卵。6 月 25 日于外院查 PRG 155.6nmol/L，HCG 929.5IU/L，E_2 1529.0pmol/L。次日因奔波劳累，出现少量阴道出血、咖啡色，无腹痛，伴腰酸，晨起恶心，无呕吐，口干无口苦，无肛门坠胀感，纳眠一般，二便调。舌淡暗，苔白，脉细。西医诊断：①先兆流产；②习惯性流产。中医诊断：①胎动不安；②滑胎（脾肾两虚证）。治则：健脾补肾，固冲安胎。处方：桑寄生 15g，菟丝子 30g，续断 15g，熟地黄 20g，白术 15g，阿胶 15g（烊化），党参 20g，黄芪 15g，炙甘草 5g。水煎服，日 1 剂，温服。同时予院内中成药制剂孕宝口服液 10mL，口服，每日 3 次；地屈孕酮片 10mg，口服，每日 2 次。

2016 年 7 月 10 日二诊：患者神清，精神可，少许腰酸，恶心欲呕，无阴道出血，无腹痛，无肛门坠胀感，无头晕头痛，纳一般，眠可，二便可。舌淡暗，苔薄白，脉细滑。处方：桑寄生 15g，菟丝子 30g，续断 15g，熟地黄 20g，白术 15g，阿胶 15g（烊化），党参 20g，炙甘草 5g，砂仁 9g（后下），苏梗 10g。患者按此方案安胎至孕 10 周，后转至产科医院产检。随访，患者足月产一健康婴儿。

按语： 缘患者既往 2 次胎停行清宫术，金创刀伤损伤先天之肾气，肾气亏虚则冲任不固，胎失所系；加之后天脾失健运，水谷运化失职，无力滋养全身，以致胎漏，甚屡孕屡堕而成滑胎。脾气虚无力上荣，故精神稍倦；胞宫胞脉瘀阻，血不循经，故少量阴道流血；腰为肾之府，腰酸为肾虚腰府失养之征。舌淡暗，苔薄白，脉细滑均为脾肾两虚之征。治以健脾补肾、固冲安胎，以寿胎丸合四君子汤加减。方中用菟丝子补肾益精，肾旺自能荫胎也；桑寄生、续断补肝肾，固冲任，使胎气强壮；熟地黄、阿胶滋养阴血，使冲任血旺，则胎气自固；党参甘温益气，健脾养胃；白术健脾燥湿，加强益气助运之力；黄芪增强益气建中之力，阳生阴长，诸虚不足之症自除；使以炙甘草益气和中，调和诸药。安胎以补肾为首要，肾为先天之本，主生殖，系胞胎，而冲任气血、胎孕的濡养又离不开后天脾胃水谷精微的滋养，理气健脾使气血生化有源，脾气旺则摄血止血安胎。

结语

先兆流产属妇科妊娠常见病，主要表现为停经后少量阴道流血和下腹痛、腰酸等症。"肾虚冲任不固"为本病主要病机，还需综合四诊辨证虚、实、寒、热。黄教授认为，本病的治疗应当予补肾固胎为主。因肾主生殖，且胎为肾系，故以补肾固肾为基本治法。根据不同情况，配合健脾益气、补血养阴、清热凉血、化瘀固冲等治法。黄教授用药随症加减，变化灵活，值得深品。

（陈敏红，陈玲，李洁丽）

参考文献

[1] 谢幸，孔北华.妇产科学[M].北京：人民卫生出版社，2018.

［2］罗颂平.中医妇科学［M］.北京：高等教育出版社，2008.

［3］王小云，黄健玲.妇科专病中医临床诊治［M］.北京：人民卫生出版社，2013.

［4］刘敏如.罗元恺的女性生殖轴学说［N］.中国中医药报，2014-10-15.

［5］罗颂平，张玉珍.罗元恺妇科经验集［M］.上海：上海科学技术出版社，2005.

［6］毕丽娟.蔡小荪从肾论治妇科疑难杂病经验总结［J］.山西中医，2015，31（11）：6-8.

［7］张静，谷灿灿，胡国华.海派中医妇科流派安胎特色与经验浅述［J］.世界中西医结合杂志，2015，10（12）：1640-1646.

［8］白兰.韩百灵教授学术思想-临证经验研究［D］.哈尔滨：黑龙江中医药大学，2011.

第七节　复发性流产

复发性流产（recurrent spontaneous abortion，RSA）是指与同一性伴侣连续发生3次及3次以上的自然流产。复发性流产大多数为早期流产，少数为晚期流产。虽然复发性流产定义为连续3次或3次以上，但大多数专家认为连续发生2次流产即应重视并予评估，因为其再次发生流产的风险与3次者相近。早期复发性流产常见原因为胚胎染色体异常、免疫功能异常、黄体功能不全、甲状腺功能低下等；晚期复发性流产常见原因为子宫解剖异常、自身免疫异常、血栓前状态等。"复发性流产"属于中医学的"滑胎"范畴。

凡堕胎、小产连续发生3次或3次以上者，中医称为"滑胎"。即屡孕屡堕，亦称"屡堕胎""数堕胎"。《诸病源候论·妇人妊娠病诸候》首载"妊娠数堕胎候"，提出："若血气虚损者，子脏为风冷所居，则气血不足，故不能养胎，所以致胎数堕。候其妊娠而恒腰痛者，喜堕胎也。"《备急千金要方·妇人方上》则首载"治妊娠数堕胎方"。《叶氏女科证治·滑胎》中首次将滑胎作为独立疾病在书中记载："人身有三月而堕者，有六七月而堕者，有屡孕屡堕者，由于气血不充，名曰滑胎。"本病类似西医学的复发性流产。

一、对病因病机的认识

黄教授认为，屡孕屡堕必伤冲任，故虚证多见，"虚则补之"是总的治则。

本病主要分为胎元和母体两方面原因。胎元方面，多由于夫妇之精气不足，两精虽能结合，但胎元不固，易致胎漏、胎动不安。若胎元有缺陷，则胎多不能成实而易殒堕，发展成为堕胎、小产；若连续发生3次，则为滑胎。母体方面，多由于母体先天肾气不足，或屡孕屡堕，或孕后不慎房事，或跌仆伤胎损伤肾气，肾虚冲任不固，胎失所系；或兼以气血虚弱，或兼以血热，或素有癥瘕之疾，均可致胎元不固而发为本病。

如前所述，再次妊娠前治疗是本病的重要治则。诊治要点首先是详尽了解病史，务求明确病因，夫妇双方检查必要时要进行遗传咨询，确定是否适合生育。建议患者夫妇双方行优生优育各项检查，以了解流产原因，孕前予以纠正。根据体质、月经、带下及舌脉等四诊合参，辨病与辨证结合。黄教授将流产分期而治，孕前调理、孕后治疗。按中医辨证，孕前分为脾肾气虚证、肝肾阴虚证、肾虚肝郁证3型，孕后治疗中可安之胎分为脾肾两虚证、肝肾阴虚证、肾虚血瘀证3型。治疗上着重以肾为本，健脾固肾以养胎。她认为，孕前宜补肾健脾，益气养血，固摄冲任。经不调者，当先调经；若因他病而致滑胎者，当先治他病；如因子宫纵隔、多发性子宫肌瘤所致，可行手术治疗。这是"预培其损"阶段。经过 3～6 个月的调理，脏腑、气血渐复，月经正常，则可再次妊娠。怀孕之后，应立即保胎治疗。治疗期限应超过以往堕胎、小产时的孕周，并动态观察母体和胎元情况。

胚胎结于胞宫且胎元正常者，治疗以补肾、固冲任、安胎为大法，根据不同的证候辅以益气养血、清热凉血或活血化瘀。

二、辨证论治

1. 孕前调理——预培其损

（1）脾肾两虚证

主症：反复自然流产，月经后期，量少色淡；或月经稀发，闭经；面色晦暗，形寒肢冷，腰膝酸软，头晕耳鸣，性欲淡漠，小腹冷坠，带下清稀，小便清长，夜尿频多。舌质淡，苔薄白，脉沉细。

治法：健脾养血，温肾暖宫。

方药：温肾调经方（自拟）。

川续断 15g，菟丝子 20g，桑寄生 15g，淫羊藿 15g，鹿角胶 10g（另熔，或用鹿角霜 15g 代替），枸杞子 15g，当归 15g，熟地黄 20g，党参 20g，白术 15g，炙甘草 5g。

方解：方中用川续断、菟丝子、桑寄生、淫羊藿、鹿角胶补肾益精；枸杞子、当归、熟地黄养血调经；党参、白术健脾益气；炙甘草调和诸药。

加减法：月经后期未至，加川芎、丹参、牛膝以活血调经；基础体温显示有排卵但黄体不健，加紫河车以补肾益精、大补气血；夜尿频多加金樱子、覆盆子以益肾涩精；形寒肢冷，阳虚较甚，加熟附子、肉桂以温肾壮阳。

（2）肝肾阴虚证

主症：反复自然流产，月经先期；或周期正常，量少色红；形体消瘦，腰膝酸疼，五心烦热，心悸失眠，口燥咽干，大便干结。舌质偏红，苔少，脉细数。

治法：滋肾养阴，调冲益精。

方药：滋肾调经方（自拟）。

山茱萸10g，牡丹皮10g，怀山药20g，茯苓15g，女贞子15g，旱莲草15g，菟丝子15g，桑寄生15g，太子参20g，白术10g。

方解：方中用山茱萸、怀山药、女贞子、旱莲草滋养肝肾；菟丝子、桑寄生补肾益精调冲，补而不燥；太子参、白术、茯苓健脾益气；牡丹皮泻肾火。

加减法：阴虚火旺，见五心烦热、午后潮热、口干口苦者，减白术，加知母、黄柏以清热降火、育阴填精；兼肝气郁结，见抑郁、胁痛、善叹息者，加白芍、郁金以疏肝解郁；心悸失眠者，加夜交藤、酸枣仁、柏子仁以养心安神；大便干结，加玄参、生地黄、厚朴、枳实以润肠通便。

（3）肾虚肝郁证

主症：月经失调，先后不定，经量不多；或经行不畅，色黯夹血块；胸胁胀痛，经前乳房胀痛，或有溢乳，少腹胀痛，情志抑郁，善叹息。舌质正常或黯红，苔薄白，脉弦。

治法：疏肝解郁，养血调经。

方药：逍遥散加减。

柴胡10g，白芍15g，当归15g，茯苓15g，白术10g，郁金15g，女贞子 15g，菟丝子 15g，桑寄生 15g，甘草 5g。

方解：方中用柴胡、白芍、郁金疏肝解郁；当归养血调经；茯苓、白术健脾理脾；女贞子、菟丝子、桑寄生滋养肝肾调经；甘草调和诸药。

加减法：经期乳房胀痛，加青皮、橘核以加强疏肝解郁，通乳散结；有溢乳，加麦芽以疏肝回乳；经行不畅，加丹参、牛膝以活血通经；经行少腹疼痛，加木香、延胡索以行气止痛；肝郁化火见口干口苦、烦躁易怒，加牡丹皮、山栀子、夏枯草以清热疏肝；肝阴不足，加沙参、麦冬、枸杞子以养阴柔肝。

2. 孕后安胎

一般常规行基础体温测定，高温相上升 14 天后未下降，应进行妊娠试验检查。一旦确诊怀孕，就要尽早给予安胎治疗，包括中西医结合治疗；保持心情舒畅，严禁性生活及剧烈活动；有阴道流血者，应卧床休息；安胎治疗应持续到超过既往流产月份。

（1）脾肾两虚证

主症：妊娠期间阴道少量出血，或伴腰酸、下腹隐痛胀坠，既往有自然流产史；头晕，乏力，口淡，纳呆，小便频，大便烂。舌质淡胖，苔薄白，脉细滑。

治法：健脾补肾，固冲安胎。

方药：寿胎丸合四君子汤加减。

菟丝子 30g，川续断 15g，桑寄生 15g，阿胶 15g（另熔），熟地黄 20g，党参 20g，白术 15g，炙甘草 5g，杜仲 15g。

方解：方中用菟丝子、川续断、桑寄生、杜仲补肾安胎；党参、白术、炙甘草健脾益气；阿胶、熟地黄养血止血安胎。

加减法：小腹冷感、畏寒者可加艾叶以暖宫安胎；恶心呕吐者加砂仁、苏梗以和胃止呕安胎；大便干结者加肉苁蓉、火麻仁以温肾润肠通便。

（2）肝肾阴虚证

主症：妊娠期间阴道少量出血，或伴下腹隐痛，或伴腰酸；心烦，失眠，口干，小便黄短，大便干结。舌尖红，苔薄黄，脉弦滑。

治法：滋养肝肾，清热安胎。

方药：二至丸合寿胎丸加减。

女贞子15g，旱莲草15g，菟丝子15g，桑寄生15g，川续断10g，阿胶10g（另熔），生地黄20g，白芍15g，甘草5g。

方解：方中用女贞子、旱莲草、菟丝子、桑寄生、川续断滋肾安胎；阿胶养血止血安胎；生地黄、白芍养阴安胎；甘草调和诸药。

加减法：大便干结，可加火麻仁、玄参以润肠通便；恶心呕吐，可加竹茹、苏梗以和胃止呕；失眠多梦，可加夜交藤、酸枣仁以养心安神；阴虚有热，加黄芩、沙参、麦冬以清热养阴。

（3）肾虚血瘀证

主症：素有癥瘕病史，孕后腰酸，或兼见下腹坠，阴道少量出血。舌边瘀点或舌暗红，脉弦滑。

治法：固肾益气，活血安胎。

方药：活血安胎方（自拟）。

菟丝子20g，续断15g，桑寄生15g，阿胶10g（另熔），当归10g，川芎6g，丹参10g，白术12g。

方解：方中用菟丝子、桑寄生、川续断滋肾安胎；白术健脾益气；阿胶养阴血安胎；当归、川芎、丹参养血活血。

加减法：疲倦乏力者，可加党参、黄芪；阴虚有热者，可加黄芩、沙参、麦冬以清热养阴；腹痛者，可加白芍、甘草缓急止痛。

三、诊治要点与用药特色

黄教授认为，滑胎治疗分为孕前预培其损、孕后安胎两个阶段进行。以肾虚为本，孕前孕后均以肾与冲任为本，补肾固冲任以养胎。

1. 堕胎善后，孕前调理

对于有堕胎、小产病史，甚或滑胎者，应重视流产后的善后调理和再次妊娠前的治疗。堕胎初期，恶露未尽，应以生化汤化瘀生新，尤其经多次刮宫，阴道流血仍不能干净的，往往是胞宫内有邪气停留，或为瘀血，或合并邪毒。治疗上主张以祛邪为主要法则，祛瘀生新，或清邪毒，不可过早进补，以免瘀血内停，遗留后患。恶露已净，子宫复旧，乃应辨证调经，培固其本，一般需在再次妊娠前调理 3～6 个周期。再次妊娠后，即使没有出现胎漏、胎动不安的征象，也需辨其证候，积极保胎治疗，一般应治疗至妊娠 12 周，或超过以往流产的孕周，以防再次殒堕。

2. 重视固护脾肾

肾为先天之本，藏精气，主生殖，系胞胎，为孕育之根，冲任之本。妇女的经、孕、胎、产都和"肾气"的盛衰密切相关。而冲为血海，任主胞胎，胞宫络属于肾，司孕育。肾失封藏，冲任气血不足，则容易致屡孕屡堕。因此，治疗上以肾与冲任为本，补肾固冲任以养胎。而冲任气血、胎孕的濡养又离不开后天脾胃水谷精微的滋养，故健脾益气养血在治疗流产中亦占有重要的地位。自然流产在不同阶段，患者均可能出现胎元不固的 4 个主要症状，即腰酸、腹痛、下坠、漏红（阴道下血），只不过有的诸症并见，有的暂无症状，或仅见一二，或先后出现。腰酸为肾虚不固，下坠为脾虚不升，时时固护脾肾，先天与后天并补乃治疗之大法，应当重视。

3. 中医辨证与西医辨病相结合

中医诊治的同时，应注意采用现代检测技术，提高诊断和鉴别的准确性，辨病与辨证结合。西医认为复发性流产病因涉及染色体因素、内分泌因素、免疫因素、感染因素、生殖道因素等，夫妇双方孕前应完善优生优育各项检查，有异常者尽量予以纠正；调整心态，均衡饮食，戒烟戒酒，生活规律，补充多种维生素；避孕调理至少半年方可考虑再次怀孕。

4. 适当使用活血安胎药物

对于素有癥瘕的滑胎患者，古代医家认为"治病与安胎并举""有故无殒，亦无殒也"，提出了活血化瘀安胎的理论和方药，如桂枝茯苓丸等，但应"衰其大半而止"，活血化瘀类药物因有动胎之弊，在临床治疗中存在顾虑。现代医家通过药理研究证实，活血化瘀法治疗先兆流产具有一定科学性，活血化瘀药物可治疗妊娠期出现的血瘀状态，可通过加强子宫和胎盘的血液循环，促进蜕膜发育。黄教授认为，对于滑胎有血瘀证的患者，在补肾健脾的基础上，可适当加活血化瘀药物，从而达到治病而无动胎之弊的目的。在选用活血化瘀药物时，宜选用平和之品，如养血活血的当归、川芎、丹参、鸡血藤，不宜使用峻猛破血的药物以免伤及胎元。活血药物一般选用 1～3 味，药量宜轻，如当归 5～10g，川芎 5g，丹参 10～15g，鸡血藤 15g。

5. 特色用药

（1）益气养血，喜用八珍汤：妇女以血为用，经、孕、胎、产、乳都依赖脾胃化生气血为用。肾为先天之本，脾胃为后天之本，气血的化生全靠脾胃运化所司。若气血不足，冲任失养，则可表现为月经失调、不孕，或胎漏、胎动不安、滑胎。症见月经量少，经血色淡，头晕目眩，心悸怔忡，疲倦乏力，少气懒言，纳呆食少，体型瘦弱，面色萎黄，舌淡，苔白，脉细弱。在预培其本阶段，黄教授常用八珍汤加减以健脾益气、养血固冲。方中以人参与熟地黄相配益气养血，共为君药；白术运脾，茯苓健脾渗湿，当归、白芍养血和营为臣佐。全方实为四君子汤与四物汤的复方，共奏健脾益气、养血固冲任的功效。

（2）补益黄体功能，喜用阿胶、紫河车：阿胶为驴皮熬制加工而成的固体胶，性甘、平，归肺、肝、肾经，具有补血、止血、滋阴、润燥之用，为补血佳品。《本经》："女子下血，安胎。"《本草纲目》："女人血痛血枯，经水不调，无子，崩中带下，胎前产后诸疾。"紫河车为健康胎儿的干燥胎盘。性甘、咸，温。归心、肺、肾经。具有温肾补精，益气养血之效。《本草拾遗》："主气血羸瘦，妇人劳损。"《本草图经》："男女虚损劳极，不能生育，下元衰惫。"黄教授认为，血肉有情之品最能补益虚损，阿胶是妇女补血佳品，可养血安胎；紫河车则为补益精血良药。两者能补益黄体，在排卵后黄体期，对黄体功能不佳的患者使用，可以起到健黄体的功效，有利于胚胎的着床。但此品较滋腻，可与陈皮、春砂仁等同用以防其滋腻。

（3）健脾益肾，喜用大补元煎：滑胎患者因屡孕屡堕，容易耗损肾气和气血。临床上常见腰膝酸软，头晕耳鸣，面色晦暗，或面部黧斑，神疲乏力，月经量少、色黯、质清稀，舌淡黯，苔白，脉细。故在预培其本阶段，多以健脾益气养血、补益肾气为治疗原则。黄教授在此阶段常使用大补元煎以补肾益气，养血调经。大补元煎出自《景岳全书》，该方以熟地黄、杜仲补肾气，固命门；山茱萸、枸杞子补肾填精而生血；当归、熟地黄养血益阴；人参、怀山健脾益气。此方可强身健体，调经助孕。若偏于肾阳虚者，可酌加菟丝子、巴戟天、淫羊藿、熟附子以温肾培元。

四、预防调护

1.调整心态，均衡饮食，戒烟戒酒，生活规律，补充多种维生素。避孕半年到一年，调好身体后方可再次怀孕。

2.孕后禁房事。叶天士在《女科证治》中提出："保胎以绝欲为第一要策，若不知慎戒而触犯房事，三月以前多犯暗产，三月以后常致胎动小产。"《景岳全书》也说："凡受胎之后，极宜节欲以防泛溢……如受胎三月、五月而每坠者，为尤多也。"

3.勿过度操劳，避免跌仆闪挫。

4.避免过度的情志刺激，尤其不可暴怒、过悲。

5.不宜过食生冷寒凉、辛燥、泻下之品，犯胎之物尤应避之。

五、典型医案

病案一

楼某，女，34岁，病案号0215475。已婚未育，G4P0A3（2008年2月、2009年1月、2010年8月均为孕2个月时，因稽留流产行清宫术）。患者平素月经尚规律，30～32天一潮，7天干净，量、色、质均可。平素常感五心烦热，口干无口苦，失眠多梦，烦躁易怒，腰膝酸软，二便调。舌尖红，苔白，脉滑。2011年3月开始在我院治疗。

西医诊断：复发性流产；中医诊断：滑胎（肝肾阴虚证）。治则：滋养肝肾，养阴清热固冲。处方：山茱萸10g，牡丹皮10g，怀山药20g，茯苓15g，女贞子15g，旱莲草15g，菟丝子15g，桑寄生15g，生地黄15g，黄芩10g。

药后觉五心烦热诸症好转，后以枸杞子、知母、黄柏、白芍等加减运用，服药半年后来诊，诉已怀孕。末次月经2011年10月26日，量、色、质如前。11月23日患者自测尿妊娠试验阳性，当晚开始下腹隐痛；11月24日无明显诱因出现少量阴道出血、色淡红，护垫可，伴腰酸不适，无肛门坠胀感；11月25日，我院门诊查血孕酮120.45nmol/L，HCG189.5IU/L；11月28日复查血孕酮111.72mol/L，HCG：601.1U/L。其后门诊予肌注黄体酮、HCG及口服中药安胎，间断仍有下腹隐痛、点滴阴道流血。12月20日，孕酮PRG＞190.8nmol/L，HCG＞200000IU/L；妇科B超：宫内活胎（妊娠囊35mm×26mm×21mm），如孕 7^+ 周。胚胎情况建议定期复查。注意少许纵隔可能。2011年12月23日，至黄教授门诊再诊。主诉：停经58天，间断下腹隐痛伴阴道出血30天。

症见：患者神清，精神一般，唇红，两颧潮红，口干无口苦，五心烦热，恶心欲呕；少量阴道出血，色淡红，护垫可；间断下腹隐痛，无腰酸，无肛门坠胀感，无头晕胸闷，纳眠差，二便调。舌尖红，苔白，脉滑。

西医诊断：①先兆流产；②复发性流产。中医诊断：①胎动不安（肝肾阴虚证）；②滑胎（肝肾阴虚证）。治则：滋养肝肾，清热安胎。处方：女贞子15g，旱莲草15g，菟丝子30g，桑寄生15g，续断15g，白术15g，太子参15g，山药15g，白芍15g，阿胶15g（烊化），艾叶10g，砂仁10g（后下），紫苏梗10g。上药水煎服，复煎，日服2次。同时继续予肌注黄体酮20mg，每日1次；口服地屈孕酮片10mg，每日2次治疗。

患者按此方案安胎至孕10周，后转至产科医院产检。随访患者，足月产一健康婴儿。

按语：患者为育龄期女性，既往3次妊娠均于孕2个月时因稽留流产行清宫术，加之工作及家庭压力大，肝肾阴虚有热，冲任不固，予清热滋养肝肾系列方剂调理半年后怀孕。孕后胎失所系，出现胎动不安。肾气虚不能系胎，冲任不固，气不摄血，则出现孕后阴道出血；肝肾阴不足，阴虚发热，津液输布不均，则可见口干、五心烦热、两颧潮红、舌尖偏红等症状。治以滋养肝肾，清热安胎。以二至丸合寿胎丸加减。女贞子在冬至之日采摘，旱莲草在夏至之日采摘。女贞子补肾滋阴、养肝明目，配旱莲草养阴益精，凉血止血，二药合用顺应阴阳，平补肝肾。菟丝子补肾益精，肾旺自能荫胎也；桑寄生、续断固肾壮腰以系胎；白术、山药健脾燥湿，益气助运；太子参气阴双补，白芍柔肝敛阴；阿胶滋养阴血，艾叶温经止血，使冲任血旺，则胎气自固；砂仁、苏梗和胃理气止呕。肾为先天之本，藏精气，主生殖，系胞胎，为孕育之根，冲任之本，同时"乙癸同源"，养肝阴时也常运用二至丸补肾水而柔肝木，为滋水涵木之法。

病案二

黄某，女，28岁，住院号0145722，已婚育，G6P1 A4（2008年剖宫产1胎，2007年、2011年3月、2011年10月、2012年分别自然流产1次）。有再生育要求。患者平素月经欠规律，30～50天一潮，4～5天干净，量偏少，色淡。2012年4月查封闭抗体阴性，在外院行免疫治疗后复查转阳。平素常感疲倦乏力，腰膝酸软，下腹坠胀，纳眠差，便溏，小便清长，夜尿频多。面色无华，舌淡红，苔薄白，脉细。患者自2013年6月开始在黄教授门诊调理治疗。西医诊断：复发性流产；中医诊断：滑胎（脾肾两虚证）。治则：健脾养血，温肾暖宫。处方：川续断15g，菟丝子20g，桑寄生15g，淫羊藿15g，枸杞子15g，当归15g，熟地黄20g，党参20g，白术15g，炙甘草5g，黄芪20g，陈皮5g。

药后精神好转，腰膝酸软诸症好转。后以巴戟天、杜仲、鹿角霜等加减运用，服药半年后开始备孕。

2014年3月13日再诊：主诉停经36天，下腹隐痛伴腰酸10天。LMP：2014年2月5日，量如常。2月25日门诊监测成熟卵泡排卵后，予地屈孕酮黄体支持治疗。3月3日无明显诱因出现下腹隐痛，伴腰酸，无阴道出血，初始未诊治，直至3月9日来我院门诊就诊，查孕酮105.98nmol/L，血HCG 112.7IU/L。患者有生育要求，继续给予地屈孕酮、孕康颗粒口服安胎。2天前无明显诱因下腹部疼痛较前加重，伴有头晕不适，无肛门坠胀不适，无阴道出血，有少许恶心，无呕吐，偶头晕，无发热恶寒，纳眠一般，二便调。舌淡红，苔薄白，脉细滑。血孕酮91.91nmol/L，血HCG 1012.6IU/L。

西医诊断：①先兆流产；②习惯性流产。中医诊断：①胎动不安；②滑胎（脾肾两虚证）。治则：健脾补肾，固冲安胎。处方：菟丝子20g，桑寄生15g，续断10g，阿胶15g（烊化），党参15g，白术15g，砂仁6g（后下）。继续给予地屈孕酮、孕康颗粒口服。

2014年3月23日三诊：患者神清，精神可，少许腰酸，无腹痛，无阴道出血，无发热恶寒，无头痛头晕，无恶心呕吐，纳眠一般，二便调。舌淡红，苔薄白，脉细滑。处方：桑寄生15g，菟丝子20g，续断15g，白术15g，砂仁10g（后下），党参15g，山药15g，熟地黄15g，阿胶12g（烊化）。继续给予地屈孕酮、孕康颗粒口服。

用药后患者无下腹痛，无阴道流血，仍有腰酸不适，以寿胎丸加四君子汤加减，健脾益气、固肾壮腰以系胎，按此方案安胎至孕10周，后转至产科医院产检。随访患者，足月产一健康婴儿。

按语：缘患者多次滑胎损伤肾气和精血，加之后天脾胃失养，脾肾不足，冲任不固，培元固本阶段以补肾健脾为主治疗。调理半年，身体健壮后怀孕。孕后胎失所系，发为胎动不安。下腹隐痛为肾虚冲任不固、胎失所养之象；腰酸为肾虚腰府失养之象；头晕为脾虚清阳不升之象；恶心为妊娠后胃气上逆之象；舌淡红，苔薄白，脉细滑均为脾肾两虚之征。治以健脾补肾，固冲安胎。以寿胎丸合四君子汤加减。方中用菟丝子补肾益精，肾旺自能荫胎也；桑寄生、续断补肝肾，固冲任，使胎气强壮；阿胶滋养阴血，冲任血旺；党参甘温益气，健脾养胃；白术健脾燥湿益气；砂仁温胃理气止呕。诸药合用，终使患者保胎成功。

结语

复发性流产属于中医"滑胎"范畴。主要病机是冲任损伤，胎元不固；或胚胎缺陷，不能成形，故而屡孕屡堕。可分为母体和胎元两方面。滑胎多为虚证，但可兼夹瘀、热，辨证应着重于脏腑、气血之辨，并根据证候进行调治。黄教授将复发性流产分期而治，孕前调理、孕后治疗。按中医辨证，孕前分为脾肾气虚证、肝肾阴虚证、肾虚肝郁证3型，孕后分为脾肾两虚证、肝肾阴虚证、肾虚血瘀证3型。治疗上着重以肾为本，健脾固肾以养胎。她认为孕前宜补肾健脾、益气养血、固摄冲任，是为"预培其损"阶段。经过3～6个月的调理，脏腑、气血渐复，月经正常，则可再次妊娠。怀孕之后，应立即保胎治疗，治疗期限应超过以往堕胎、小产时的孕周，并动态观察母体和胎元之情况。黄教授用药随症加减，变化灵活，值得深品。

（陈玲，陈敏红，胡晓霞）

参考文献

［1］谢幸，孔北华.妇产科学［M］.北京：人民卫生出版社，2018.

［2］罗颂平.中医妇科学［M］.北京：高等教育出版社，2008.

［3］王小云，黄健玲.妇科专病中医临床诊治［M］.北京：人民卫生出版社，2013.

［4］李莉.国医大师班秀文学术经验集成［M］.北京：中国中医药出版社，2010.

［5］刘敏如.罗元恺的女性生殖轴学说［N］.中国中医药报，2014-10-15.

［6］罗颂平，张玉珍.罗元恺妇科经验集［M］.上海：上海科学技术出版社，2005.

［7］毕丽娟.蔡小荪从肾论治妇科疑难杂病经验总结［J］.山西中医，2015，31（11）：6-8.

第八节　晚期产后出血

分娩 24 小时后，在产褥期内发生的子宫大量出血，称"晚期产后出血（late puerperal hemorrhage）"。以产后 1 ～ 2 周发病最常见，亦有迟至产后 2 个月余发病者。阴道出血多为少量或中等量，持续或间断；也可表现为大量出血，同时有血凝块排出。产妇可伴有寒战、低热，且常因失血过多导致贫血或失血性休克。该病属中医"产后恶露不绝"论治范畴。

产后恶露持续 3 周以上仍淋漓不断者，称为"产后恶露不绝"，又称"产后恶露不止""恶露不尽"。恶露指胎儿、胎盘娩出后，胞宫中遗留的余血浊液，随胞宫缩复而逐渐排出，总量 250 ～ 500mL。正常的恶露有血腥味，但无臭味，约 3 周左右干净。若产后子宫复旧不全或宫腔内残留胎盘、胎膜或合并感染时，恶露的时间会延长。此外，中期妊娠引产、人工流产、药物流产后阴道流血淋漓不净者，均可参照"产后恶露不绝"的辨治理论与方药。

一、对病因病机的认识

黄教授指出，由于产后处于亡血伤津，多虚多瘀的生理病理阶段，该病的病因多为气虚、血瘀、感受寒热、情志不畅等，而这些病因病机不是截然分开的，常常相互影响，互为因果。黄教授指出，该病单纯的虚证或实证比较少见，虚实夹杂之证多见。本病多表现为虚、寒、热、瘀杂现，虚实相间之证。

产后气虚，气虚则运血无力，血行不畅，瘀血留滞，形成气虚血瘀之证。若产后失血伤阴，阴血亏损，阴虚生内热，煎熬阴液而成瘀，形成阴虚血瘀之证。若产后血室开放，摄生不慎，感染热毒之邪，或由于产后房事不节，热毒之邪乘虚而入，出现热毒壅盛，热扰血室，迫血妄行；或瘀血久留，郁久化热，则为瘀热互结之证。若产后摄生不慎，感寒饮冷，血脉拘急，血行不畅，瘀阻脉络，新血不得归经而致寒凝血瘀之证。若产后情志不畅，气机阻滞，血停而为瘀，瘀阻脉络，而致气滞血瘀之证。

二、辨证论治

1. 气虚血瘀证

主症：产后或流产后恶露逾期不止，量时多时少，色淡或淡暗，紫黯有块，质稀，无臭气；面色㿠白，神疲倦怠，气短懒言，小腹空坠；可伴见小腹疼痛拒按，块下痛减。舌淡暗，可见瘀点瘀斑，苔薄白，脉弦细涩。

治法：健脾益气，活血化瘀。

方药：益气生化汤（自拟方）。

黄芪20g，党参20g，白术15g，当归15g，川芎10g，炙甘草5g，首乌20g，炮姜10g，续断15g，益母草30g，炒蒲黄10g。

方解：方中用党参、黄芪、白术、炙甘草、炮姜甘温益气健脾；当归、川芎养血活血；首乌养血止血；续断补肾固腰；益母草、炒蒲黄化瘀止血。全方共奏益气养血，活血化瘀止血之效。

加减：气虚甚，可另炖高丽参大补元气；兼血虚头晕目眩，心悸怔忡者，加龙眼肉、熟地黄以补血养血。

2. 阴虚血瘀证

主症：产后或流产后恶露逾期不止，量较多，色红或深红，紫黯有块，质稠；可伴见小腹疼痛拒按；面色潮红，口燥咽干，五心烦热，便秘。舌红，苔燥或少苔，脉弦细涩。

治法：养阴清热，化瘀止血。

方药：滋阴生化汤（自拟方）。

女贞子15g，旱莲草15g，生地黄20g，白芍15g，当归10g，川芎10g，桃仁10g，甘草5g，益母草30g，蒲黄10g。

方解：方中用女贞子、旱莲草滋阴清热；生地黄、白芍滋阴清热，凉血敛阴；当归、川芎养血活血；桃仁、益母草、蒲黄活血化瘀止血；甘草调和诸药。

加减：阴虚明显，可加用地骨皮清泻阴分伏热，或加玄参、麦冬以滋阴养血。

3. 瘀热互结证

主症：产后或流产后恶露逾期不止，量较多，色红或深红，夹血块，质稠，或色如败酱，质稠臭秽；腹痛拒按，发热恶寒，大便干结，小便黄。舌暗红，可见瘀点瘀斑，苔黄，脉弦滑数或弦细数。

治法：清热解毒，活血化瘀。

方药：清热生化汤（自拟方）。

败酱草 20g，金银花 15g，贯众 15g，地榆 15g，当归 15g，川芎 10g，桃仁 10g，甘草 5g，益母草 30g，蒲黄 10g，枳壳 10g。

方解：方中用败酱草、金银花以清热化瘀；贯众、地榆凉血止血；当归、川芎养血活血化瘀；桃仁、益母草、蒲黄、枳壳活血化瘀止血；甘草调和诸药。

加减：若出血量多，湿热明显者，可加栀子炭以清热化湿、祛瘀止血。

4. 气滞血瘀证

主症：产后或流产后恶露逾期不止，量或多或少，色红或深红，夹血块，质稠；情绪抑郁，胸胁胀痛，嗳气，善太息。舌暗红，可见瘀点瘀斑，少苔，脉弦。

治法：疏肝解郁，化瘀止血。

方药：逍遥生化汤（自拟方）。

当归 15g，川芎 10g，桃仁 10g，甘草 6g，益母草 30g，蒲黄 10g，枳壳 10g，血余炭 10g，柴胡 10g，白芍 15g，郁金 15g。

方解：方中用当归、川芎养血活血化瘀；桃仁、益母草、枳壳、蒲黄、血余炭活血化瘀止血；柴胡、白芍、郁金以疏肝行气化瘀；甘草调和诸药。

加减：肝郁化热见两胁疼痛、口苦心烦者，可加用川楝子、牡丹皮以疏肝清热。

5. 寒凝血瘀证

主症：产后或流产后恶露逾期不止，量时多时少，色淡暗，紫黯有块，质稀，无臭气；面色㿠白，畏寒肢冷，小腹冷痛，得暖痛缓，块下痛减。舌暗滞，可见瘀点瘀斑，苔薄白，脉弦细涩。

治法：暖宫散寒，化瘀止血。

方药：温通生化汤（自拟方）。

桂枝 10g，吴茱萸 10g，艾叶 10g，台乌药 10g，当归 15g，川芎 10g，桃仁 10g，炮姜 10g，炙甘草 6g，益母草 30g，炒蒲黄 10g。

方解：方中用桂枝、炮姜、吴茱萸、艾叶、台乌药温经散寒；当归、川芎养血活血，桃仁、益母草、炒蒲黄活血化瘀止血；甘草调和诸药。

三、药膳疗法

黄教授认为，药膳疗法对产后恶露不绝有一定的治疗作用。药食同源，中国女性非常讲究产后调护，产后药膳疗法可作为内治法的一部分而被广泛应用。

1. 党参 20g，北芪 15g，炖乳鸽 1 只。加水共煮熟，饮汤食肉。适用于产后恶露不绝，证属气血不足证者。该方将补中益气之党参、北芪加入血肉有情之品中同炖，饮汤食肉，可收大补气血之效。

2. 党参 15g，当归 10g，红枣 5 枚，乌鸡半只。加水共煮，饮汤食肉，适用于产后恶露不绝，证属气血不足夹瘀。该方以党参补益中气，当归养血活血，乌骨鸡滋阴补肾，健脾固冲，补而不腻，非常适合产后食用。

3. 山楂 15g，红糖 30g。加水煎煮，代茶饮。适用于血瘀证者。山楂既可健胃消食，促进产后肠胃功能；又可活血祛瘀，促进产后恶露排出。红糖富含铁元素，有助于补血，利于产后气血的恢复，煎汤代茶饮，方便实用。

四、外治法

黄教授在治疗产后恶露不绝时，常内外同治，针药并用，常常可收事半功倍之效。

1. 针灸疗法

取穴子宫、气海、关元、双三阴交、双足三里。针刺施以补法，每天 1 次，留针 30 分钟，用于治疗气虚血瘀型产后恶露不绝；采用艾灸，每天 1 次，每次 30 分钟，用于寒凝血瘀型产后恶露不绝。

2. 耳穴压豆

取穴子宫、肝、脾、肾、皮质下、内分泌。

3. 中药热奄包治疗

以粗盐 250g，吴茱萸 250g 混合均匀，布包封存。微波炉加热后，外敷小腹部，适用于寒凝血瘀型产后恶露不绝。

五、诊治要点与用药特色

1. 明辨虚实

张景岳云："凡产后气血俱去，诚多虚证。然有虚者，有不虚者，有全实者。凡此三者，但当随证随人，辨其虚实，以常法治疗，不得执有成心，概行大补，以致助邪。"因此，黄教授指出："凡治病者，必求其本，或本于阴，或本于阳，知病所由生而直取之，乃为善治。"妇人产时，耗气伤血，津液耗损，气血虚弱是其根本，治疗该病也必须本着"勿拘于产后，勿忘于产后"的原则，选方用药更应顾护气血。但产后也多见瘀证，治疗时在益气养血的前提下，活血祛瘀，以达到祛除邪气而不伤正气，化瘀除滞而不伤血脉之功效。临证中要详审患者证候及恶露的情况，综合考虑，明辨虚实。虚则补之，实则泻之，或攻补兼施，不可执偏概全。

2. 攻补有度

产妇分娩用力、产时出血、出汗及恶露排出均耗损母体的气、血、津液，"妇人之脉，以血为本"。产妇生产时气血耗伤而出现气血俱虚，百脉空虚之态，是产后疾病的根源。产后阶段多处于气血骤虚，虚瘀并存的特点。黄教授指出，虚则补之，实则泻之，谨合阴阳而调之。产妇体质较弱，切不可盲攻滥补，要攻补有度。若一味地用补益之品，易滋生湿热；但也不可滥用峻攻猛剂，一味地攻伐会导致产后正气更虚。

3. 寒热适宜

黄教授指出，产后恶露不绝之证有寒热之分，热者多，寒者少。热证之中，虚热者多，实热者少，虚热者宜滋阴清热。特别需要注意的是，对于瘀热互结，湿热瘀阻之证采用清热、利湿、解毒之法时，需要注意中病即止，以免过度寒凉损伤机体阳气，反而导致寒凝血瘀，不利于瘀血排出。对于寒凝血瘀之证，产后因阴血骤虚，阳气易浮，温经活血之时需注意温补适宜，不可过用温燥。

4. 生化为主，灵活化裁

生化汤是治疗产后恶露不绝的代表性方剂，其出处较多，组方稍有差异。黄教授擅用傅氏生化汤。该方全当归八钱，桃仁14枚，川芎三钱，炙甘草、炮姜各五分，用黄酒和童便各半煎服。黄教授指出，该方以全当归为君药，可补血活血止痛、化瘀生新。川芎为血中之气药，善理血中之气，桃仁善行血中之瘀滞，二者均为臣药。君臣相配，通调气血。炮姜为佐，其色黑入血，温经止血，既助全当归、炙甘草以生新，又佐川芎、桃仁以化旧；炙甘草调和诸药，缓急和中而为使。此外，用黄酒温通血脉以助药力。以童便同煎煮，因其有益阴化瘀，引败血下行之功效。全方君、臣、佐、使轻重有度，配伍恰当，具有养血脉、除瘀滞、散经寒、止腹痛之佳效。全方寓补血于行血之中，生新于化瘀之内，补虚不滞邪，祛瘀不伤正，行中有补，行补并用，共奏养血、活血、化瘀之效。

黄教授指出，知常方能达变。生化汤临床应用也应不拘一格，应根据患者体质的差异，病证的虚实、寒热、缓急之别，合理加减化裁。黄教授认为，生化汤以血虚瘀滞偏寒者更为适宜。因此，临床中阴虚血瘀、瘀热互结以及湿热瘀阻之证，则可少用或不用温燥之炮姜，以免热盛更动血；而寒凝血瘀之证则可适当加大炮姜用量以助温通血脉，散寒化瘀之效。

六、预防调护

黄教授指出，该病的防治首先需要医务工作者在产妇产后仔细检查胎盘、胎膜是否完整，如有缺损应及时取出。应加强产后护理，注意产褥卫生，注意勤换内裤及卫生用品，禁止盆浴及性生活，减少外邪侵入致病的可能。此外，要慎起居，避风寒，畅情志，忌食辛辣及寒凉食物，利于产后体质恢复。产后注意多休息，采取半坐卧位，有利于恶露排出。产后恶露不绝为产后常见病，治疗及时，多能治愈，不留后患。若失治误治，迁延日久，可导致血虚阴竭，机体抵抗力减弱，引起产后感染等其他病变。

七、典型医案

病案一

患者阎某，女，23岁，初诊：2015年11月2日。

主诉：产后恶露近2个月未净。现病史：患者2015年9月7日顺产一子，母乳喂养，产后恶露淋漓不净，量时少时多，用护垫可，色淡红，无腹痛；近2周开始阴道出血量增多，每日用卫生巾2～3片，湿约一半，色淡红，夹血块，无异味，伴小腹隐痛。2015年10月23日前往外院查妇科B超：子宫未见异常，双附件区未见异常。妊娠试验阴性。予中成药口服后，阴道出血未见明显减少。患者面色㿠白，疲倦乏力，神疲懒言，头晕心慌，口淡食少，便秘，舌淡暗，可见瘀斑，苔薄白，脉弦细。中医诊断：产后恶露不绝，证属气血两虚夹瘀。辨证用药，拟方如下：党参20g，北芪20g，白术15g，炙甘草5g，当归10g，川断15g，首乌30g，金樱子15g，益母草30g，阿胶15g（烊化）。日1剂，水煎服。

5剂后患者复诊，精神明显好转，面色稍红润；阴道出血日用一片护垫可，夹少量血块，无腹痛。效不更方，遂继续予前方5剂善后。一周后随访，患者诉恶露已干净，诸症消失。

按语： 该患者新产后耗气伤津，阴血不足，加上产后恶露2个月一直未净，气随血脱，其气益虚。气虚运血无力，血行不畅，瘀阻脉络，新血不得归经，故恶露持续不净。患者气血不足，机体失养，故见疲倦乏力、神疲懒言；气血不能上荣于头面，故见头晕、面色㿠白；气血不足，心失所养，故见心慌心悸；气虚运化无力，故见口淡食少；气虚推动无力，血虚肠燥，故见大便秘结；瘀阻脉络，故见恶露兼夹血块；不通则痛，故见小腹隐痛。舌淡暗，见瘀斑，苔薄白，脉弦细均为气血两虚夹瘀之症。治疗上予补中益气汤加减益气摄血，予首乌、当归、益母草养血活血，川断、金樱子收涩止血。全方共奏补气养血，化瘀止血之效。药证相符，定取神效。黄教授指出，产后本已处于气血俱虚的阶段，加上患者病程较长，久病则更加多虚多瘀之症。治疗中除综合辨证外，还要考虑病程久暂对病性的影响，方能把握全局，运筹帷幄。

病案二

患者温某，女，32 岁，初诊：2013 年 8 月。

主诉：人工流产术后 1⁺ 月，阴道出血未净。现病史：患者 2013 年 7 月初，因孕 50 天于外院行人工流产术，术后阴道出血 2 周干净，干净 3 天后有房事。后再次出现阴道出血，量多，色深红，夹大血块；伴恶臭，下腹疼痛拒按，无发热，口干，小便短黄，大便干结。舌暗红，苔黄，脉弦。月经史：13 岁月经初潮，平素月经规律，28 ～ 30 天一潮；经期 5 ～ 7 天，量中，色鲜红。婚育史：已婚，G2P1A1（顺产一胎，流产 1 次），无生育要求。妇科检查：外阴正常，阴道内中量血污，夹有血块，伴异味；宫颈光滑，子宫前位，饱满，活动正常，无压痛；双附件未及异常。辅助检查：妇科 B 超未见异常。妊娠试验阴性。本病诊为堕胎术后恶露不绝，证属瘀热互结证。拟方如下：当归 15g，川芎 10g，桃仁 12g，炙甘草 6g，牡丹皮 10g，益母草 30g，蒲黄 10g，枳壳 12g，血余炭 10g，黄柏 10g，败酱草 20g，金银花 15g，贯众 15g，地榆 15g。日 1 剂，水煎服，共予 7 剂。

1 周后，患者诉服药 3 天后阴道出血量明显减少，恶臭减轻，腹痛明显缓解；7 剂药后，腹痛消失，阴道出血基本干净。

按语：本患者为人工流产术后，血室开放，不节房事，邪毒趁虚直犯胞宫；加上手术后瘀血内生，毒瘀胶着，郁而化热，遂致阴道出血一直不净。黄教授指出，人工流产、药物流产术后阴道出血不净者，可参照产后恶露不绝论治。该例患者流产后瘀血浊液与外感邪毒互结，阻滞胞脉，故小腹疼痛拒按；热迫血行，则阴道出血量多；热毒熏蒸，故见色如败酱、气味臭秽。热灼津伤，则口干口渴、尿少色黄、大便燥结。舌红，苔黄，脉弦均为瘀热互结之象。本方治疗时，以生化汤去炮姜，加益母草、枳壳活血化瘀；同时加用黄柏、败酱草、金银花清热解毒凉血，牡丹皮、贯众、地榆清热凉血止血，蒲黄、五灵脂化瘀止血，血余炭止血不留瘀。黄教授指出，此种情况论治时，值得注意的是以生化汤加减行血活血祛瘀，采用通因通用之法，使瘀血去，新血安。同时邪毒随瘀血排出，使得邪有出路，此时用药应慎用过量收涩之品，以免闭门留寇。

结语

产后恶露不绝是产后的常见病，该病主要是由于气血运行失常，冲任失于固摄所致。或气虚失摄，冲任不固；或热扰冲任，迫血妄行；或瘀阻冲任，血不归经。临证中常多证并见，当根据恶露的量、色、质、气味，结合腹痛情况分别寒、热、虚、实综合辨证分析。治疗中注意虚者勿补益太过，以防留瘀；瘀者勿攻破太甚，以免动血；热者勿过于寒凉，以免伤正。若恶露淋漓，日久不愈者，应注意滋养细胞肿瘤的可能，须进一步检查，以明确诊断。

（顾春晓，陈玲，胡晓霞）

参考文献

［1］谢幸，孔北华.妇产科学［M］.北京：人民卫生出版社，2018.

［2］张玉珍.中医妇科学［M］.北京：中国中医药出版社，2007.

［3］罗颂平.中医妇科学［M］.北京：高等教育出版社，2008.

［4］司徒仪.中西医结合妇产科学［M］.北京：科学出版社，2003.

［5］黄健玲.中西医结合治疗妇科常见病［M］.广州：广东人民出版社，1999.

第九节 异位妊娠

受精卵在子宫体腔以外着床，称为"异位妊娠（ectopic pregnancy）"，习惯称"宫外孕（extrauterine pregnancy）"。异位妊娠以输卵管妊娠为最常见（占95%），少见的还有卵巢妊娠、腹腔妊娠、宫颈妊娠、阔韧带妊娠。宫外孕则仅指子宫以外的妊娠，不包括宫颈妊娠和子宫残角妊娠。因此，异位妊娠的范围更广。异位妊娠是妇产科常见的急腹症，发病率2%～3%，是早期妊娠孕妇死亡的主要原因。根据患者病史、症状、体征及相关检查结果即可诊断。近年来，由于异位妊娠得到更早的诊断和处理，患者的存活率和生育保留能力明显提高。中医古籍中无"异位妊娠"的病名，但在"胎动不安""妊娠腹痛""少腹瘀血""经漏""经闭"及"癥瘕"等病证中有类似症状的描述。

一、对病因病机的认识

黄教授认为，异位妊娠是由于气血不和，血脉失畅，冲任失调造成孕卵运行受阻，胎孕异位。异位妊娠多为瘀证，《素问·阴阳应象大论》曰："血实宜决之。"因素性焦虑抑郁，情志不畅，导致气滞血瘀，发为本病；或因血室空虚，湿热邪毒乘虚内侵，阻遏经脉，导致湿热瘀阻，脉络失调，致孕卵不能移行到胞宫，着床于非子宫腔部位，发为本病；或因先天肾气不足，或后天伤肾，大病久病"穷必及肾"，以致肾虚，肾气不足不能使任通冲盛者，导致孕卵不能移行胞宫，在输卵管内发育，而发为本病。

异位妊娠未破损型及包块型属癥证，已破损型属少腹蓄血证。瘀血阻滞冲任，气血运行受阻，不通则痛；瘀血不去，新血难安，则有阴道不规则流血；瘀积日久，气血结聚则为盆腔包块；瘀阻日久，阻塞气机，日久化热，热入血分，迫血妄行，引起内出血。本病在未破裂之前，主要为"少腹血瘀"之实证。胀破脉络时，可出现气血暴脱、阴阳离决之危候，此时宜尽快手术治疗。

二、辨证论治

中医综合治疗适用于异位妊娠未破损期（未发生妊娠流产或破裂）；或即使有破损，但估计内出血量不多，患者腹痛减轻，无进行性贫血征象；或病情已稳定，妊娠试验已转阴，而盆腔血肿未吸收的陈旧性异位妊娠。如为异位妊娠已破损期，则行手术治疗。

对异位妊娠的治疗，中医始终以活血化瘀为主要治法。胚胎未亡者，加以杀胚消癥；气血亏虚者，加以补益气血；包块形成者，加以破瘀消癥。多采用内服及外用的综合疗法。

1. 未破损期（气滞血瘀证）

主症：停经史，可有早孕反应，或有下腹一侧隐痛，或不规则阴道流血；妇科检查一侧附件或可扪及囊性包块，有压痛。β–HCG 阳性。或经 B 超证实为异位妊娠，但未破损。舌质黯，脉弦滑。

治法：活血化瘀，消癥杀胚。

方药：赤芍 15g，丹参 15g，桃仁 12g，三棱 10g，莪术 10g，天花粉 15g，穿心莲 20g，蜈蚣 2 条。

方解：方中丹参、赤芍、桃仁活血化瘀，三棱、莪术消癥散结，天花粉、穿心莲、蜈蚣以杀胚。

加减：腹痛明显者，加延胡索 12g，香附 10g 以理气止痛；大便秘结者，加大黄 9g，厚朴 12g，枳实 12g 以通腑化瘀；气血亏虚见面色苍白、舌质淡者，加黄芪 15g，党参 15g，白术 12g，首乌 20g 以补益气血；包块形成者，加鳖甲 15g（先煎），鸡内金 12g，浙贝 12g 以软坚消癥；阴道流血长期未止者，加益母草 30g，地榆 15g，茜草根 15g 以祛瘀止血。

2. 已破损期

异位妊娠破损，急性大出血时，出现气随血脱、阴阳离决的病理状态。此时，一要马上解决出血问题即手术，二要在解决出血问题后以中医药治疗为主。

（1）第一阶段：术后第 1～3 天。治疗以理气通腑，促进肠胃功能恢复为目的，分实证和虚证。

①实证：气滞腑气不通。

主症：术后无矢气，无大便，腹胀满，腹痛，发热，口干，小便黄。舌质红，苔黄腻，脉弦数。

治法：行气通腑。

基本方：小承气汤加减。

大黄 10g（后下），川朴 15g，大腹皮 15g，枳实 15g。

方解：方中大黄泻热通便；厚朴、大腹皮行气除胀满；枳实破气消痞。诸药合用，可以轻下热结、除满消痞。

加减：若夹湿热见发热、口干口苦、小便黄、舌质红、苔黄腻者，加赤芍 15g，牡丹皮 15g，泽泻 15g，车前子 15g（包煎）。

②虚证：气虚腑气不通。

主症：术后无矢气，无大便，腹软，神疲乏力，气短懒言，口淡。舌质淡，苔白，脉细弱。

治法：益气通腑。

基本方：四磨汤加减。

党参 15g，槟榔 10g，沉香 5g（后下），乌药 10g。

方解：方中沉香降气；槟榔行气破滞；乌药调肝顺气；党参补气扶正。四味配合，行气而不耗气，有邪正兼顾之妙。

加减：若夹痰湿见口中有痰、胸闷欲呕、舌质淡胖、苔白腻者，加陈皮5g，法夏10g，白术15g，砂仁5g（后下），或根据证候辨证加减用药。

（2）第二阶段：术后第4～7天。已排便，胃肠功能已恢复。此阶段中医药治疗可针对预防持续性异位妊娠和再次异位妊娠着手，辨证用药治疗。

气虚血瘀证

主症：异位妊娠破损术后，头晕，神疲乏力，气短懒言。舌质淡黯，脉细弦。

治法：益气养血，化瘀杀胚。

基本方：宫外孕Ⅰ号方加味。

赤芍15g，丹参30g，桃仁12g，蜈蚣2条，党参15g，黄芪15g，白术12g，益母草30g。

方解：方中丹参、赤芍、桃仁、益母草活血化瘀；蜈蚣杀胚；党参、黄芪、白术益气养血。

加减：有胃纳差者，可酌加茯苓15g，白术15g，砂仁5g（后下）以益气健脾；心悸多梦为气血虚弱，加何首乌15g，熟地黄15g以滋补阴血；若发热、腹痛，为感受湿热之邪，可加败酱草15g，蒲公英15g以清热利湿止痛。

三、外治法

1. 中药外敷

用四黄散（大黄、黄芩、黄柏、黄连）或双柏散（侧柏叶、大黄、黄柏、泽兰、薄荷）适量，加温开水拌匀搅成饼状，表面涂以蜜糖，用布包好外敷下腹部。如胚胎未亡，妊娠试验阳性者，用冷敷，可加麝香至四黄或双柏水蜜表面作药心外敷，每天 1～2 次。

2. 中药保留灌肠

对陈旧性异位妊娠，为促进血肿吸收，可用中药保留灌肠促进盆腔包块的吸收。若妊娠试验仍阳性，病情未稳定者禁灌肠。

方药及用法：

（1）莪丹灌肠方（自拟）：三棱 15g，莪术 15g，丹参 20g，赤芍 15g，毛冬青 30g。水煎成 100mL，行保留灌肠，每天 1 次，10 天为一疗程，可连续应用，月经期暂停。

（2）复方毛冬青灌肠液（李丽芸教授经验方）：药物组成有毛冬青、莪术、大黄等，制成煎剂 100mL，行保留灌肠，每天 1 次，10 天为一疗程，可连续应用，月经期暂停。

四、诊治要点与用药特色

1. 分期分型论治

辨证分型可分为未破损期（气滞血瘀型）、已破损期术后（气虚血瘀型）。

（1）未破损期：主要病机为气机阻滞冲任胞络，故治疗方法以活血化瘀、消癥杀胚为主，用宫外孕 Ⅱ 号方。因胎元未亡，病情有进一步发展的趋势，所以要严密监测患者的生命体征、HCG 值及异位妊娠包块的变化。若治疗过程中病情未得到控制或恶化，则应马上改变治疗措施，以防延误病情。

（2）破损期：异位妊娠破损后，出现急性大出血，使气随血脱，阴阳离决。此时一要马上解决出血问题，即手术；二要在解决出血问题后，以补益气血为主，不可一味地猛攻峻伐，以免损伤正气。手术方式常见的有患侧输卵管切开取胎术、患侧输卵管切除术。

第一阶段：术后第1～3天。治疗以理气通腑，促进肠胃功能恢复为目的。体虚患者以益气通腑为法，以四磨汤加减用药。正气未亏者，以行气通腑为法，以小承气汤加减用药。此阶段还可配合中医外治法，如吴茱萸加粗盐炒热，外敷下腹部及电针足三里等方法，促进胃肠功能恢复。

第二阶段：术后第4～7天。已排便，胃肠功能已恢复。此阶段中医药治疗可针对预防持续性异位妊娠和再次异位妊娠着手，辨证用药治疗。

2. 用药特色

黄教授认为，瘀血导致异位妊娠的发生，治疗以活血化瘀之品为君药，常用赤芍、丹参、桃仁。《本草经疏》写道："赤芍主破散，主通利，专入肝经血分，血痹疝瘕，皆血凝滞而成，破凝滞之血，则痹和而疝瘕自消。"丹参，最早出现在《神农本草经》，归心、肝经，有活血祛瘀之功效，《妇人明理论》曾记载："以丹参一物而有四物之功，补血生血，功过当归、地黄；调血敛血，力胜芍药；逐瘀生新，性倍川芎，妇人诸病，不论胎前产后，皆可常用。"桃仁为血瘀血闭之专药，其苦以泄滞血，甘以生新血。三者合用以活血祛瘀。再根据其他兼症以加减用药。胚胎未亡或绒毛未退化，查妊娠试验仍阳性者，加花粉15g，穿心莲20g，蜈蚣2条以杀胚，三棱、莪术消癥散结；腹痛明显者，加延胡索12g，香附10g以理气止痛；大便秘结者，加大黄9g，厚朴12g，枳实12g以通腑化瘀；气血亏虚，见面色苍白、舌质淡者，加黄芪15g、党参15g、白术12g、首乌20g，以补益气血；包块形成者，加鳖甲15g（先煎），鸡内金12g，浙贝12g以软坚消癥；阴道流血长期未止者，加益母草 30g，地榆 15g，茜草根 15g 以祛瘀止血。

异位妊娠经保守治疗后，常出现盆腔粘连、输卵管功能受损、陈旧性包块等，西医未能提出明确的针对性治疗，而中医治疗通过多途径综合给药却能收到很好疗效。近年来，各种中医外治法在异位妊娠治疗中的应用越来越广泛，采用多途径给药综合治疗可有助于消除异位妊娠患者保守治疗后遗留包块，改善盆腔环境，恢复输卵管功能，减少再次异位妊娠的发生，提高生育机会。多途径用药除采用内服给药外，还配合外敷、灌肠等方法，内外合治，起到相辅相成的作用，可缩短疗程并提高疗效。中药灌肠避免了肝脏的首过效应，使药物直接由肠黏膜吸收，直达盆腔局部，更利于发挥药效，以消散瘀滞、软化病灶、松解粘连。外敷通过温热刺激和药液渗透，加速局部血液循环，促进炎症吸收。综合运用上述疗法能起到协同作用，提高疗效，无明显不良作用，患者易于接受，值得在临床推广应用。

五、预防调护

1. 预防

异位妊娠主要是因输卵管炎症所致，故防治输卵管炎是异位妊娠防患于未然的关键。

（1）生活起居预防：起居有常，合理饮食，洁身自好，注意卫生。

（2）预防宫腔操作感染：所有宫腔手术，若操作不当都有感染的机会，术前应排除盆腔炎、阴道炎的存在，操作过程中严格无菌操作，合理应用抗生素。

（3）治疗原发病：对于合并有盆腔炎、阴道炎的患者，要求治愈后再妊娠，以减少异位妊娠的发生。

2. 调护

（1）注意卫生宣教，出血期间禁止同房，避免生殖道感染。

（2）积极参加适当的体育锻炼，增强体质，增强抵抗力。

（3）劳逸结合，生活规律。

（4）注意采取避孕措施，避免人工流产等宫腔手术。

六、典型医案

病案一

邓某，女，24 岁。入院日期：2014 年 7 月 15 日，住院号：0263592。

主诉：停经 52 天，不规则阴道出血 20 天，腹痛 4 天。

现病史：患者末次月经 5 月 25 日，量、色、质如常；6 月 26 日，患者阴道出血量如平素月经，7 天干净。7 月 11 日，出现阴道少量出血；7 月 12 日出现右下腹时有疼痛，呈牵扯样痛，时有肛门坠胀感，无恶心呕吐；7 月 13 日来我院就诊。查 HCG 224.5IU/L，孕酮 3.1nmol/L。妇科 B 超：子宫大小未见异常，内膜 6mm，未见妊娠征；右附件混合性结构 19mm×17mm×18mm，内见类孕囊样结构 4mm×3mm×4mm，门诊医生拟以"异位妊娠"收入我科。入院症见：患者神清，精神可，无发热恶寒，无恶心呕吐，无胸闷心悸，无腹痛，无肛门坠胀感；少量阴道出血，用一片卫生巾，湿表面；纳眠可，二便调。

经带胎产史：月经 13 岁初潮，平素月经 30 天一潮；经期 7 天，量中，色暗红；血块（＋），痛经（＋），经前乳房胀痛（＋）。白带量少，无异味，无阴痒。未婚，有性生活史，G3P0A2，此次妊娠无生育要求。平素工作压力大。

查体：腹软，无压痛，无反跳痛，移动性浊音阴性。舌红，苔白，脉细。

入院诊断：异位妊娠（气滞血瘀型）？

治法：行气化瘀，消癥杀胚。

方药：①赤芍 15g，丹参 15g，桃仁 10g，三棱 10g，莪术 10g，天花粉 15g，穿心莲 20g，当归 10g，蜈蚣 2 条。②四黄水蜜冷敷下腹部。

7 月 17 日（入院第三天）：患者神清，精神可，无发热恶寒；少许阴道出血，护垫可，无腹痛。舌淡红，苔白，脉细。当天查血 HCG 135IU/L，孕酮 2.24nmol/L。血常规未见异常。继续以中药行气化瘀，消癥杀胚治疗。患者于 7 月 18 日出院，两周后门诊复查 HCG 已转阴性。

按语：患者平素工作压力大，忧思多虑，肝脏疏泄失职，气机不畅，气为血之帅，气滞无力推动血行，瘀血阻滞胞脉，导致孕卵不能运达胞宫，滞而为癥，故发为异位妊娠。四诊合参，辨证为气滞血瘀，病性属实。治以行气化瘀，消癥杀胚为法。内服中药以宫外孕 Ⅱ 号方为基础方加减，并配合具有活血化瘀之力的四黄水蜜治疗，以加强消癥杀胚之力。黄教授认为，治疗疾病应中西结合、优势互补，运用现代医学的检查手段监测并评估病情变化及预后，运用中医辨证论治之准则处方用药，如此辨病与辨证相结合，方可收到事半功倍的效果。

病案二

张某，女，32 岁。入院日期：2019 年 7 月 4 日，住院号：0280589。

主诉：停经 42 天，不规则阴道出血 12 天。

现病史：患者末次月经 5 月 22 日，量、色、质如常，7 天干净。6 月 22 日起，出现少许阴道出血，无腹痛，自测尿 HCG 阳性，未予重视。6 月 30 日阴道流血未净，遂到当地医院就诊，查血 HCG 971.76IU/L，PRG 30.2nmol/L；7 月 3 日复查血 HCG 450.02IU/L，PRG 39.2nmol/L。

妇科 B 超：内膜 20mm，宫内未见孕囊，右侧附件区混合性包块（47mm×37mm×25mm），考虑异位妊娠可能，左侧卵巢内囊性包块（58mm×52mm×39mm），盆腔积液 30mm。患者至我院门诊就诊，门诊医生拟"异位妊娠"收入我科。入院症见：患者神清，精神稍疲倦，无恶寒发热，无恶心欲呕，少许阴道出血，无腹痛，无肛门坠胀感，纳眠一般，二便调。

经带胎产史：月经 12 岁初潮，平素月经 30～32 天一潮，经期 7 天，量中，色红，血块（+）；痛经（−），经前乳房胀痛（−）。白带量中，无异味，无阴痒。已婚育，G3P1A1，此次妊娠无生育要求。

查体：腹软，无压痛，无反跳痛，移动性浊音阴性。舌淡，苔薄白，脉弦细。

入院诊断：异位妊娠（气虚血瘀型）。

治法：益气化瘀，消癥杀胚。

方药：①赤芍 15g，丹参 15g，桃仁 10g，三棱 10g，莪术 10g，天花粉 15g，穿心莲 20g，党参 15g，当归 10g。②四黄水蜜外敷下腹部。

7 月 6 日（入院第二天）：患者诉阴道排出块状组织物，行漂水试验未见绒毛组织，送病理检查。

7 月 8 日（入院第四天）：复查血 HCG 396.3IU/L。患者症状及舌脉同前。继续以中药益气化瘀，消癥杀胚治疗。

7 月 11 日（入院第七天）：复查血 HCG 71.4IU/L。妇科 B 超：内膜 4.8mm，宫内未见妊娠征，右侧输卵管妊娠病灶（30mm×14mm×27mm），左侧卵巢子宫内膜异位囊肿（61mm×40mm×55mm），卵巢囊肿（28mm×18mm）。患者无明显不适症状，考虑 HCG 下降明显，病情稳定，予患者出院定期复查，门诊随诊。

按语：患者平素体质较弱，气虚无力推动血行，瘀血内阻胞宫胞脉，故发为异位妊娠；精神稍疲倦，舌淡，为气虚之象。四诊合参，辨证为气虚血瘀，病性属本虚标实，治以益气化瘀、消癥杀胚为法。益气治其本，化瘀治其标，标本兼治，内外合用，则药到病除。现代药理研究表明，化瘀杀胚中药具有改善微循环，促进散瘀，并能提高纤溶酶和胶原酶的活性，促进盆腹腔内包块的分解与吸收。天花粉、穿心莲均为现代药理证实具有杀胚作用，故黄教授临床治疗本病时多喜用此二药以加强杀胚之力。同时配合中药局部外敷直达病所，可明显缩短治疗周期。黄教授认为，凡治病必求其本，中医治疗用药应始终遵循整体观念、辨证论治之则，辨证准确则疗效显著。

结语

虽然异位妊娠的发病率在逐年上升，但其临床上诊治方法也越来越多，其治疗方法的安全性、有效性也被广大患者接受认可，在临床上已经取得了非常满意的效果。在治疗的过程中，医务人员应该根据患者的自身情况综合考虑，制定个体化的治疗方案。尽量做到早诊断、早治疗，这样可以有效避免由于输卵管破裂而引起的生命危险。

（林夏静，朱敏，黄爽）

参考文献

［1］罗颂平.中医妇科学［M］.北京：高等教育出版社，2008.

［2］黄健玲.妇科常见病［M］.广州：广东人民出版社，1996.

［3］谢幸，孔北华，段涛.妇产科学［M］.北京：人民卫生出版社，2018.

［4］王小云，黄健玲.妇科专病中医临床诊治［M］.北京：人民卫生出版社，2013.

［5］罗颂平，张玉珍.罗元恺治疗盆腔炎和前列腺炎的经验［J］.中医杂志，1998，39（9）：523-524.

［6］于启明，孙玉珍，金伟.于盈科运用琥珀散治疗宫外孕的体会［J］.中医药学报，2002，30（4）：54-54.

［7］康锦，张潘，郑稳，等.褚玉霞教授治疗异位妊娠验案举隅［J］.中国民族民间医药，2015（7）：166.

［8］孙云.中医后续治疗对异位妊娠患者生殖能力的影响［J］.浙江中医杂志，2012，47（5）：335-336.

［9］蔡小辉，吴新华.吴新华分期辨治异位妊娠未破损型经验［J］.山东中医杂志，2011，30（2）：125-127.

第十节 不孕症

不孕症（infertility）是指有正常性生活，未避孕至少12个月而未孕者，是一种由多种病因导致的生育障碍状态。不孕症分为原发性和继发性两大类。原发性不孕是指既往从未有过妊娠史，未避孕而从未妊娠者；继发性不孕则指既往有过妊娠史，而后未避孕连续12个月未孕者。不同人种和地区间不孕症的发病率差异并不显著。我国据不完全统计，不孕症的发病率为10%左右。近年来不孕症的发病率呈不断上升趋势，对全人类的健康和发展均产生了很大的影响。

不孕症一般是需要男女双方同时就诊，根据病史、排卵功能、输卵管通畅性和男方精液检查等明确病因。从病因学角度考虑，不孕症可以分为3类：①女方因素，主要以盆腔因素和排卵因素居多；②男方因素，主要是生精障碍和输精障碍；③不明原因性不孕，可能的病因包括性生活不规律、免疫因素、受精障碍、胚胎着床失败和遗传等。

中医学对不孕症早有记载。现存的古典著作《易经·爻辞》中论及"妇孕不育""妇三岁不孕"。先秦战国时期的《山海经》称为"无子"。唐代孙思邈所著的《备急千金要方》中有"全不产"及"断绪"之说。

一、对病因病机的认识

黄教授认为，不孕症不仅是一种疾病，同时也是多种疾病的一个共有症状。因此，不孕症的病因病机较为复杂，证候辨析较为困难。总体来讲，不孕症的辨证是以气血失调为基础，主要涉及肾、肝、脾，且以肾为本，并与血瘀、气滞、湿热、痰湿相关；同时应将辨病与辨证相结合，利用现代医学先进的检测技术和方法以查清病因、明确诊断。

1. 辨治以肾为本

《素问·上古天真论》云："女子七岁，肾气盛……二七而天癸至，任脉通，太冲脉盛，月事以时下，故有子。""肾主冲任，冲为血海，任主胞胎。"可见，肾的盛衰决定了人的生殖功能。若先天禀赋不足，或后天房事不节，或堕胎小产，使肾中精气亏耗，冲任血少，不能养精育胎，故肾虚是不孕症的重要原因。

2. 重视气血理论

《血证论》曰："气为血之帅，血随之而运行；血为气之守，气得之而静谧。"《素问·调经论》亦曰："血气不和，百病乃变化而生。"血、气相互资生和相互依存，血病则气不能独自化，气病则血不能独自行。妇女一生中的经、孕、产、乳均以血为用，因此机体常处于阴血不足，气偏有余状态。凡外感六淫、内伤七情或劳倦所伤，均可致脏腑功能失和，血气不利，冲任二脉不能相资，乃致不孕；或邪气入血，与血搏结，瘀阻冲任，胞脉闭塞，不能摄精成孕。

3. 湿瘀可致不孕

《傅青主女科》云："夫带下俱是湿证。"黄教授认为，带下异常不孕多与湿邪有关。房事不节或不洁交合，或堕胎、小产后，湿邪从胞宫而入；或饮食不节，损伤脾气，脾失健运，痰湿内生，湿浊流注下焦，滞于冲任、胞宫、胞络，均可致不孕。湿邪可单独致病，或合并其他病邪致病。湿从热化则为湿热，从寒化则为寒湿，与瘀互结为湿瘀，均可致不孕症。

4. 强调肝郁病机

黄教授认为，女子以血为本，以血为用；肝主藏血，主疏泄，喜条达，恶抑郁，肝藏血与疏泄功能相互协调。若情志不畅，肝经气机不利，疏泄失常，致血气不和，冲任不能相滋，可致精卵不能相合，故而不孕。

二、辨证论治

1. 肾虚

（1）肾阳虚证

主症：婚久不孕，月经后期，量少色淡，或月经稀发，闭经；面色晦暗，形寒肢冷，腰膝酸软，头晕耳鸣，性欲淡漠，小腹冷坠，带下清稀，小便清长，夜尿频多。舌质淡，苔薄白，脉沉细。

治法：温肾暖宫，养血调经。

方药：温肾调经方（自拟）加减。

熟附子10g，肉桂1.5g（焗服），菟丝子20g，淫羊藿15g，鹿角胶10g（烊化，或用鹿角霜15g代），枸杞子15g，当归15g，熟地黄20g，党参20g，白术15g，炙甘草6g。

方解：方中用熟附子、肉桂温肾壮阳暖宫；菟丝子、淫羊藿、鹿角胶补肾益精；枸杞子、当归、熟地黄养血调经；党参、白术健脾益气；炙甘草调和诸药。

加减：月经后期未至，加川芎、丹参、牛膝以活血调经；基础体温显示有排卵，但黄体不健，加紫河车（先煎）以补肾益精、大补气血；夜尿频多，加金樱子、覆盆子以益肾涩精；阳虚不甚，减熟附子、肉桂，加桑寄生、山药。

（2）肾阴虚证

主症：婚久不孕，月经先期，或周期正常，量少色红；形体消瘦，腰膝酸疼，五心烦热，心悸失眠，口燥咽干，大便干结。舌质偏红，苔少，脉细数。

治法：滋肾养阴，调冲益精。

方药：滋肾调经方（自拟）加减。

山茱萸10g，牡丹皮10g，山药20g，茯苓15g，女贞子15g，墨旱莲15g，菟丝子15g，桑寄生15g，太子参20g，白术10g。

方解：方中用山茱萸、山药、女贞子、墨旱莲滋养肝肾；菟丝子、桑寄生补肾益精调冲，补而不燥；太子参、白术、茯苓健脾益气；牡丹皮泻肾火。

加减：阴虚火旺见五心烦热、午后潮热、口干口苦者，减白术，加知母、黄柏以清热降火、育阴填精；兼肝气郁结见抑郁、胁痛、善叹息者，加白芍、郁金以疏肝解郁；心悸失眠者，加五味子、夜交藤、酸枣仁、柏子仁以养心安神；大便干结者，加玄参、生地黄、厚朴以润肠通便。

2. 肝郁证

主症：婚久不孕，月经先后不定，经量不多或不畅，色暗，夹血块；经期腹痛，经前乳房胀痛，情志抑郁，善太息，或烦躁易怒。舌质黯红，苔薄白，脉弦。

治法：疏肝解郁，调冲种子。

方药：逍遥散加减。

柴胡 10g，白芍 15g，当归 10g，茯苓 15g，白术 10g，郁金 15g，女贞子 15g，菟丝子 20g，桑寄生 15g，甘草 6g。

方解：柴胡、白芍、郁金疏肝解郁；当归养血调经；茯苓、白术健脾理脾；女贞子、菟丝子、桑寄生滋养肝肾调经；甘草调和诸药。

加减：经行不畅，加丹参、牛膝以活血通经；经前乳房胀痛，加青皮以行气通乳；经行少腹痛，加香附、木香、延胡索以行气止痛；肝郁化火见口干口苦、烦躁易怒，加栀子、夏枯草以清肝泻火；肝阴不足，加沙参、麦冬、白芍以疏肝柔肝。

3. 气血虚弱证

主症：婚久不孕，月经后期，量少，色淡，甚则闭经；面色无华，头晕眼花，心悸乏力，失眠健忘。舌质淡，苔薄白，脉细弱。

治法：益气养血，调经种子。

方药：八珍汤加减。

当归 15g，熟地黄 20g，白芍 15g，川芎 10g，党参 15g，黄芪 20g，白术 15g，丹参 15g，鸡血藤 30g，桑寄生 15g，枸杞子 15g，炙甘草 5g。

方解：当归、熟地黄、白芍、川芎养血调经；党参、黄芪、白术、炙甘草健脾益气；桑寄生、枸杞子滋肾益精；丹参、鸡血藤养血活血调经。

加减：兼肾虚见腰膝酸软者，加菟丝子、续断、巴戟天以补肾温肾；性欲淡漠者，加淫羊藿、仙茅以温肾助阳；心悸失眠者，加夜交藤、五味子养心安神；纳差者，去熟地黄，加砂仁、山药以行气健脾和胃。

4.痰湿证

主症：婚久不孕，月经后期，甚或闭经；带下量多，色白，质黏稠；形体肥胖，面色㿠白，头晕乏力，痰多，胸闷泛恶。舌淡胖，苔白腻，脉滑。

治法：燥湿化痰，调经种子。

方药：启宫丸加减。

法半夏15g，陈皮5g，茯苓20g，苍术10g，石菖蒲15g，当归15g，川芎10g，香附10g，党参15g，白术15g。

方解：法夏、陈皮、茯苓、苍术燥湿化痰；石菖蒲芳香化浊涤痰；当归、川芎活血养血调经；香附理气调经；党参、白术健脾益气化湿。

加减：兼肾虚见腰酸耳鸣者，加续断、菟丝子、淫羊藿以补肾益精；形寒肢冷者，加熟附子、肉桂以温肾壮阳；胸闷泛恶者，加砂仁、枳壳以宽中和胃化痰；月经后期未至者，加泽兰、川牛膝、丹参以活血通经。

5.湿热证

主症：原发或继发性不孕，月经失调，量多或经期延长；平时带下量多，色黄白；小腹疼痛，腰腿酸痛，口干口苦，小便黄短，大便干结。舌质红，苔黄腻，脉弦细数。

治法：清热利湿，行气活血。

方药：盆炎方（自拟）合止带方加减。

赤芍15g，牡丹皮10g，丹参20g，川萆薢15g，车前子15g，败酱草15g，毛冬青30g，银花藤30g，路路通30g，土茯苓15g。

方解：方中用败酱草、毛冬青、银花藤清热解毒利湿，川萆薢、土茯苓、车前子利水渗湿，赤芍、牡丹皮、丹参活血化瘀，路路通活血通络。

加减：热偏盛见发热恶寒、口干口苦者，加黄柏、黄芩以清热泻火；大便干结者，加大黄、厚朴、枳实以通腑泻热；兼肾虚者，加桑寄生、菟丝子以补肾调经。

此证型应根据阴道炎、盆腔炎的不同，参照有关章节配合中药外洗、坐浴、保留灌肠、敷药等外治法治疗。

6. 血瘀证

主症：婚久不孕，月经量少或不畅，色紫黯，夹血块；或痛经，块下痛减，平时小腹疼痛，痛有定处。舌质紫黯或舌边有瘀点，脉细弦。

治法：活血化瘀，软坚通络。

方药：宫外孕Ⅱ号方加减。

赤芍15g，丹参15g，三棱10g，莪术10g，路路通30g，当归15g，川芎10g，香附15g，鳖甲15g（先煎）。

方解：赤芍、丹参、三棱、莪术活血化瘀；路路通、鳖甲软坚散结通络；当归、川芎养血活血调经；香附理气止痛。

加减：兼气虚见神疲乏力，面色㿠白，舌质淡者，加党参、黄芪、白术以健脾益气；寒邪凝结见小腹冷痛，得热痛减，舌质淡黯者，加桂枝、小茴香、艾叶以温经散寒；瘀热互结见口干口苦，舌质暗红，苔黄者，加牡丹皮、栀子、黄柏以清热；大便干结者，加大黄、厚朴、枳实以行气通腑；月经淋漓不净者，去三棱、莪术，加益母草、三七以活血祛瘀止血；兼肾虚见腰酸者，加桑寄生、菟丝子、川续断以补肾助孕；凡血瘀证在月经前7天，应谨慎应用活血化瘀药，适当应用补肾滋肾方药以补充黄体功能促进怀孕。

三、外治法

1. 中药保留灌肠

（1）莪丹灌肠方（自拟）：三棱 15g，莪术 15g，丹参 20g，赤芍 15g，毛冬青 30g。水煎成 100mL，用药液保留灌肠，每天 1 次，10 天为一疗程，可连续应用，月经前一周停用。

（2）复方毛冬青灌肠液（李丽芸教授经验方）：药物组成有毛冬青、莪术、大黄等。

2. 中药外敷

四黄水蜜外敷（含大黄、黄芩、黄柏等）。取药粉适量，加温开水拌匀搅成饼状，表面涂以蜜糖，用布包好外敷下腹部，每日 1 ～ 2 次，10 次为一疗程，可连续应用，月经前一周停用。

四、诊治要点与用药特色

1. 补肾固本以助孕

黄教授认为，不仅调经之本在肾，种子之本也在肾。助孕的首要治则为培补肾中阴阳，根据辨证的不同，治以补肾助阳、滋养肾阴、补肾健脾、补肾调肝、补肾活血、补肾化湿除痰等法。

2. 调理气血以助孕

《校注妇人良方·产宝方序论》曰："血气宜行，其神自清，月水如期，血凝成孕。"黄教授在治疗不孕症时，亦注重调理气血。若病在气，以治气为主，尤重调补脾胃之气；若病在血，以治血为主，兼顾寒、热、虚、实不同的成因。

3. 善治湿瘀以助孕

黄教授认为，不孕症尤其是生殖道炎症以及输卵管阻塞导致的不孕症一般与湿邪关系密切。湿邪阻遏气机，气滞则血瘀，结合岭南地域环境，湿邪易从热化，导致湿热瘀相互搏结，胞脉闭塞，引发不孕。治法上应以利湿活血为主，常佐以清热解毒之品；同时应注意病机的邪正盛衰，祛邪勿伤正，适当运用升阳除湿、温阳化湿等法。

4. 周期辨证以助孕

根据胞宫"藏泻有时"之特点，黄教授提出不孕症的治疗应于月经周期的不同阶段中体现出辨证思想，使子宫藏泄有度，阴阳消长平衡，以利于精卵合而成形。具体如下：①卵泡期：经后血海空虚，冲任衰少，精血亏虚，治宜滋肾益精为主。②排卵期：此阶段由虚至盛，阴精充实，阳气内动，氤氲动情，可酌加行气活血之品，以促进排卵。③黄体期：此阶段正值经前期排卵后，阳气渐长，以补肾助阳，使阴阳俱盛，以备种子育胎。治疗以温肾助阳为主，辅以养血益气。④月经期：血室大开之时，治宜因势利导，拟活血调经之法，并需遵循"衰其大半而止"的原则。

5. 怡情畅志以助孕

黄教授指出，不孕患者常合并郁证。治肝须疏泄条达，以柔和为顺；加之肝体阴而用阳，只有肝之阴血充足，方能柔润养肝。同时，黄教授也重视对不孕患者的情志疏导，以达怡情养心、顺时畅志之目的。

6. 用药特色

（1）补肾养肝，调补冲任：黄教授认为，肝肾同司下焦，前者主藏血，后者主藏精，精血同源，故肝肾协调方可调补冲任，维持月经的按期藏泻。于卵泡发育之时，宜选用桑寄生、川断、山茱萸、菟丝子、熟地黄、女贞子滋养肝肾，适当加用何首乌、鸡血藤填精养血。于经前期，宜适当加用温肾益精之品，如紫河车、淫羊藿、补骨脂、仙茅、杜仲、川断等。如偏肾阳虚者，酌加附子、肉桂；偏肾阴虚者，酌加山茱芪、女贞子、枸杞子等。尤其是紫河车（即胎盘）一药，是血肉有情之品，功能大补气血、益精髓。据现代药理研究，其含有雌激素和胎盘绒毛膜促性腺激素，临床应用于黄体功能欠佳的不孕患者，疗效显著。

（2）疏肝理气，行滞祛湿：黄教授认为，气机郁滞主要与肝脾有关。针对肝气郁结所致的不孕症，常选用柴胡、香附、郁金等疏肝解郁，并酌加白芍、枸杞、旱莲草、女贞子顾护肝阴。针对岭南之湿，黄教授善用厚朴、木香、砂仁、陈皮等调理脾胃气机升降以祛湿。

（3）健脾益气，调护脾胃：黄教授临证用药时非常注意对脾胃的调护，强调"病久易虚"，清热利湿太过易伤脾气，应以补其不足为主，可酌用健脾益气之品，如党参、白术、山药、茯苓等。

（4）活血化瘀，因证而选：结合岭南易湿热瘀互结之特点，黄教授常选用毛冬青、败酱草、赤芍、牡丹皮、丹参等活血化瘀，并配合鱼腥草、萆薢、车前子等清热利湿。对于癥瘕积聚之妇人，适当选用三棱、莪术、鳖甲等破瘀消癥之品。黄教授还将活血药巧用于调节月经周期之中，例如氤氲之时，可酌加行气活血之品，如当归、川芎、川牛膝、丹参等以促进排卵。

（5）内外合用，综合治疗：黄教授善治输卵管阻塞性不孕，常运用中医综合疗法，如中药内服、灌肠、敷药等内外合治，取得较好的临床疗效。

①中药内服：在辨证用药的基础上，适当加用路路通、毛冬青、赤芍、丹参、三棱、莪术、牛膝、王不留行等活血化瘀通络药物。对于输卵管阻塞性不孕患者，黄教授常用通管调经方（自拟）：赤芍15g，牡丹皮15g，丹参20g，路路通30g，毛冬青30g，桑寄生15g，菟丝子15g，太子参20g，白术10g，茯苓15g，穿破石15g。临床常在此方基础上加减用药。

②中药保留灌肠：莪丹灌肠方（自拟）：三棱 15g，莪术 15g，丹参 20g，赤芍 15g，毛冬青 30g。水煎成 100mL，用药液保留灌肠，每天 1 次，10 天为一疗程，可连续应用，月经前一周停用。

③中药外敷：四黄水蜜外敷（含大黄、黄芩、黄柏等）。取药粉适量，加温开水拌匀搅成饼状，表面涂以蜜糖，用布包好，外敷下腹部，每日 1～2 次，10 次为一疗程，可连续应用，月经前一周停用。

或用通管外用方（自拟）：吴茱萸 10g，桂枝 10g，桃仁 15g（打），红花 10g，大黄 20g，黄柏 20g。上述各药切成碎片，用布包好，隔水蒸 10～15 分钟后取出敷下腹部，表面可放置热水袋，待药袋冷时取出挂起，下次敷时再蒸热。每袋药可蒸 5 次，每天敷 1～2 次，经前一周停用。

五、预防调护

告知患者平素应保持心情舒畅，配偶及亲友应避免对患者施加过多的压力。应对其进行性生理知识的宣传教育，让患者掌握排卵期，增加受孕几率。嘱其养成良好的饮食习惯，注意个人卫生，预防生殖系炎症的发生。

六、典型医案

病案一

患者，吴某，女，38 岁，自由职业。初诊日期：2017 年 7 月 8 日。

主诉：已婚同居未避孕未孕 2 年。现病史：近两年月经周期为 31～37 天，痛经明显。LMP：2017 年 6 月 22 日，历时 6 天干净，经量中等，经色暗红，夹有血块，伴有痛经。患者于 2009 年曾剖宫产一子，现准备生二胎。妇科检查：外阴阴道正常，分泌物稍多，无异味，宫颈光滑；子宫前位，增大如孕 50$^+$ 天，欠活动，子宫直肠窝可扪及触痛结节；双附件稍增厚，轻压痛。辅助检查：2016 年 9 月输卵管造影：双侧输卵管炎，双侧输卵管通而不畅，未除外宫腔粘连。2017 年 7 月 8 日妇科 B 超：子宫增大，子宫腺肌症，内膜 11mm，左侧卵巢优势卵泡 15mm×13mm，右侧卵巢巧克力囊肿 26mm×22mm。丈夫精液常规未见异常。现症见腰骶酸痛，下腹隐痛，带下量稍多，色白质稠，口干，面色晦暗。舌质暗红有瘀点、瘀斑，苔薄白，脉弦涩。西医诊断：①继发性不孕；②子宫腺肌症；③盆腔子宫内膜异位症；④盆腔炎。中医诊断：①不孕症；②癥瘕；③痛经。中医辨证属肾虚血瘀证。治法：活血化瘀消癥，兼以补肾滋肾。拟方：三棱 10g，莪术 10g，鳖甲 15g（先煎），赤芍 15g，牡丹皮 10g，丹参 20g，浙贝母 15g，桑寄生 15g，菟丝子 20g，珍珠母 30g（先煎）。水煎服，每日 1 剂，复煎再服。配合莪丹液保留灌肠，每天 1 次。

2017 年 7 月 15 日二诊：患者自觉下腹隐痛及腰骶酸痛稍减轻，带下量仍多，色白质稠。舌脉同前。基础体温单相未升高。拟方：赤芍 15g，牡丹皮 15g，丹参 20g，路路通 30g，毛冬青 30g，桑寄生 15g，菟丝子 20g，太子参 20g，白术 15g，茯苓 15g，穿破石 20g。

2017 年 8 月 19 日三诊：患者诉用药后带下量减少，无腹痛及腰骶酸痛，口干。LMP：2017 年 7 月 28 日，历时 9 天干净，量中等，夹血块，轻微痛经。BBT 双相，已升温 4 天。舌质暗红有瘀点、瘀斑，苔薄白，脉弦细。拟方：桑寄生 15g，菟丝子 20g，女贞子 15g，墨旱莲 15g，牡丹皮 15g，太子参 20g，白术 15g，茯苓 15g，山药 20g，续断 15g，山茱萸 10g，紫河车 5g（先煎）。

周期用药后于 2018 年 1 月 4 日妊娠 13 周复诊。

按语： 患者初诊时四诊合参，一派血瘀征象，兼有肾虚。故治疗以活血化瘀为主，兼以补肾滋肾。方药内服选用三棱、莪术、赤芍、牡丹皮、丹参以活血化瘀，鳖甲、浙贝母、珍珠母以软坚散结，加上桑寄生、菟丝子以补肾滋肾。外用选用莪术、丹参、毛冬青等活血化瘀药组成的灌肠液保留灌肠。二诊时为月经周期的第24天，患者下腹隐痛及腰骶酸痛稍为减轻，带下量仍多、色白质稠。以上述方药去破血散结之三棱、莪术、鳖甲、浙贝、珍珠母，加毛冬青、路路通、穿破石以活血通络，太子参、白术、茯苓以健脾化湿。该方是黄教授治疗输卵管阻塞的经验方——通管调经方，常用于输卵管阻塞不孕的患者。三诊时，患者诸症减轻，但诉口干，舌质暗红有瘀点、瘀斑，苔薄白，脉弦细，基础体温处于高温相。证属肾阴虚夹杂血瘀，辨证选用滋肾调经方。该方以桑寄生、菟丝子、女贞子、旱莲草、山茱萸、续断以滋肾补肾，太子参、白术、茯苓、山药以健脾化湿，少佐牡丹皮以清热化瘀，加上紫河车大补气血以补充黄体功能。

　　输卵管阻塞不孕及子宫内膜异位症不孕的中医辨证都以血瘀为主，故治疗应以活血化瘀为大法，或兼以补肾滋肾，或兼以健脾益气，或兼以理气行滞，或兼以温经散寒，或兼以清热利湿。除中药内服，配合中药保留灌肠、中药外敷等外治法，疗效更佳。值得注意的是，活血化瘀中药内服及外治法在黄体期应谨慎应用，测基础体温上升5～7天后应停用，此时应加强补肾滋肾中药以补充黄体功能、促进怀孕。

病案二

　　患者，张某，女，39岁，公司职员。初诊日期：2017年3月6日。

　　主诉：同居未避孕未孕1⁺年。结婚10年，2011年剖宫产一次，既往稽留流产2次（2007年未清宫，2008年行清宫术）。自2016年2月开始未避孕，2016年5月生化妊娠1次。平素月经欠规律，LMP：2017

年 1 月 21 日至 2 月 6 日，开始 7 天见少量咖啡色分泌物；1 月 28 日经量稍增多，每日用卫生巾 1 片，持续至今未净。2 月下旬自测尿 HCG 阴性。现症见疲倦乏力，腰酸，纳眠尚可，二便调。舌质淡红，苔薄白，脉细。西医诊断：①继发性不孕；②异常子宫出血。中医诊断：①不孕症；②崩漏。中医辨证属脾肾两虚证。治法：滋肾健脾，调冲益精。拟方：桑寄生 15g，菟丝子 15g，女贞子 15g，墨旱莲 15g，山茱萸 10g，牡丹皮 10g，太子参 20g，白术 10g，山药 20g。水煎服，每日 1 剂。

2017 年 3 月 13 日二诊：月经未至，患者诉轻微乳房胀痛，口干口苦。舌质淡红，苔薄白，脉弦细。拟方：柴胡 5g，白芍 15g，当归 10g，茯苓 15g，白术 10g，丹参 15g，鸡血藤 30g，茺蔚子 15g，桑寄生 15g，菟丝子 15g，怀牛膝 15g，女贞子 15g。

2017 年 3 月 19 日三诊：LMP：3 月 17 日，4 天净，量偏少，少许痛经。舌质淡红，苔薄白，脉滑。查性激素：FSH 40.94IU/L，LH 33.25IU/L，E_2 23pmol/L，PRL 6.1mIU/L，T 0.29nmol/L；金域检验（AMH）＜0.06ng/mL。补充诊断：卵巢早衰。拟方：柴胡 10g，白芍 15g，当归 10g，茯苓 15g，白术 10g，丹参 15g，鸡血藤 30g，茺蔚子 15g，桑寄生 15g，菟丝子 15g，淫羊藿 15g，女贞子 15g。2017 年 4 月 24 日及 2017 年 6 月 12 日续服此方。

2017 年 6 月 26 日四诊：LMP：4 月 19 日，量中等，夹血块，轻微腹痛。BBT 高温相。舌质淡红，苔薄白，脉细。拟方：桑寄生 15g，菟丝子 30g，续断 15g，淫羊藿 15g，鹿角霜 15g，党参 20g，白术 15g，当归 15g，白芍 10g，熟地黄 20g，山药 20g。2017 年 7 月 17 日及 2017 年 7 月 24 日续服此方。其间，月经于 2017 年 6 月 29 日来潮。

2017 年 8 月 7 日五诊：LMP 6 月 29 日，月经过期未潮，无腹痛。舌质淡红，苔薄白，脉滑。BBT 高温相。自行测尿 HCG 阳性。诊断：

早孕。

2017 年 8 月 22 日阴超：宫内活胎，如孕 7^+ 周。

2018 年 3 月 23 日剖宫产一女婴。

按语： 患者曾孕育一胎，现未避孕未再孕。既往经水无定，或淋漓不净，或至期不来。故其治疗重在调经以助孕。《景岳全书·妇人规》中言"调经之要，贵在补脾胃以资血之源，养肾气以安血之室"，结合患者初诊时舌脉，治疗宜滋肾健脾、调冲益精。方选滋肾调经方，其中桑寄生、菟丝子、山茱萸补肾益精，墨旱莲、女贞子滋养肝肾，太子参、白术、山药健脾益气。二诊时，患者乳房胀痛属肝经为病，治疗改以疏肝解郁、养血调经为主。方用逍遥散疏肝健脾理脾，加用菟丝子、茺蔚子、桑寄生、女贞子滋养肝肾，丹参、怀牛膝活血调经，鸡血藤行血补血，使血海充盈，按时满溢，则月事以时下。三诊正值经期，脉滑，中药以上方去活血之牛膝，加用淫羊藿补肾助阳。四诊患者月经过期未至，基础体温呈高温相，治宜温肾调经方加减，以上方菟丝子加量及用续断、淫羊藿、鹿角霜温补肾阳，太子参易党参，与当归、白芍、熟地黄同用养血益精，共奏经前平补阴阳之功。

本例患者合并卵巢早衰，因此在治疗不孕症的过程中，调经尤为重要。调经应在辨证的基础上，结合月经周期的不同阶段选药。在月经干净时，宜用滋养肝肾、养血填精之中药促进卵泡发育。至经前基础体温上升时，宜用温肾益精之中药支持黄体功能。但需注意经期不可过用活血破瘀之品，月经后期切不可一概以通为快。

病案三

患者，柳某，女，31 岁，公务员。初诊日期：2018 年 1 月 22 日。

主诉：行经时间延长 2 年，已婚同居未避孕未孕 1 年。患者平素月经周期规律，25 天一潮，近 2 年经期延长至 8 ～ 10 天干净。LMP：2018 年 1 月 7 日，8 天干净，量中。现结婚 1 年，婚后同居未避孕未孕，G0。平素带下偏多，色黄，质稠，下腹酸胀，腰酸。舌质暗红，苔白腻，脉弦细。妇科检查：外阴阴道正常，分泌物稍多，无异味，宫颈轻炎；子宫后位，大小正常，欠活动；双附件稍增厚，轻压痛。辅助检查：2017 年 11 月 28 日妇科 B 超：子宫大小正常，内膜回声不均，不排除内膜息肉（8mm×6mm），双附件正常。2017 年 11 月 8 日宫颈 TCT：未见上皮内病变。西医诊断：①原发性不孕；②子宫内膜息肉；③盆腔炎。中医诊断：①不孕症；②癥瘕；③盆腔炎。中医辨证属湿热瘀阻证。治法：清热利湿，活血化瘀消癥。拟方：萆薢 15g，土茯苓 15g，鱼腥草 20g，赤芍 15g，牡丹皮 15g，丹参 20g，车前子 15g，败酱草 20g，毛冬青 30g，郁金 15g，鸡内金 15g。水煎服，每日 1 剂。

2018 年 3 月 5 日二诊：LMP 2018 年 2 月 26 日，现为经期第 8 天，量少未净。舌质暗红，苔薄白，脉弦滑。2018 年 2 月 8 日，行宫腔镜下子宫内膜息肉切除术。术后病理：增生状态子宫内膜，小息肉形成。拟方：女贞子 15g，墨旱莲 15g，生地黄 20g，白芍 15g，败酱草 15g，金樱子 15g，地榆 15g，茜草 15g，毛冬青 30g，益母草 30g，岗稔根 30g。

2018 年 3 月 15 日三诊：患者时觉下腹胀痛，口干苦。BBT 高温相。舌质暗红，苔薄白，脉弦。拟方：牡丹皮 15g，栀子 10g，柴胡 10g，白芍 10g，茯苓 15g，当归 10g，炙甘草 5g，白术 10g。

2018 年 4 月 5 日四诊：LMP 2018 年 3 月 26 日，7 天干净，量中，夹血块，无痛经。时带下量多，色黄。舌质暗红，苔薄白，脉弦细。查白带未见异常。拟方：赤芍 15g，牡丹皮 15g，丹参 30g，路路通 30g，毛冬青 30g，桑寄生 15g，菟丝子 15g，太子参 20g，白术 10g，茯苓 15g，穿破石 15g。配合莪丹液保留灌肠及四黄水蜜外敷下腹部，每天

1次。

2018年4月26日五诊：LMP 2018年4月21日，5天干净，量偏多。患者因家事情绪低落，眠差，精神疲倦，舌质淡红偏暗，苔薄白，脉弦细。拟方：柴胡10g，白芍15g，当归10g，茯苓15g，白术10g，丹参30g，鸡血藤30g，香附10g，桑寄生15g，菟丝子15g，牛膝15g，墨旱莲15g，女贞子15g。2018年5月8日续服此方。

2019年3月7日六诊：LMP 2019年2月21日，7天干净，量中。妇科检查未及异常。2019年1月3日，性激素符合卵泡期改变。2019年1月9日，超声下造影提示：左侧输卵管远端阻塞并积水；右侧输卵管通畅。拟方：赤芍15g，牡丹皮15g，丹参30g，路路通30g，毛冬青30g，桑寄生15g，菟丝子15g，太子参20g，白术10g，茯苓15g，穿破石15g，怀牛膝15g。

2019年3月25日，查尿HCG阳性。

按语：患者婚久不孕，合并癥瘕引致的经期延长。初诊时，结合妇检情况盆腔炎诊断明确；四诊合参，证属湿热瘀阻型，故治疗以清热利湿、活血化瘀为法，方选盆炎方合止带方加减。中药以萆薢、土茯苓利湿浊，车前子清热利湿，赤芍、牡丹皮、丹参清热凉血、活血化瘀，鱼腥草、败酱草、毛冬青清热解毒。考虑不孕之人多情志不舒，加用郁金行气解郁，并增活血化瘀之功。二诊时，患者在现代医学方面已行手术治疗，但术后经期仍无明显缩短。患者腻苔已去，即湿象减退，但舌象仍暗红，考虑其正值经期，中药以滋肾活血调经为法，方用二至丸滋阴益肾，白芍、益母草养血活血调经，地榆、茜草凉血止血，金樱子固涩止血。三诊时患者肝经热象明显，遂选用丹栀逍遥散对症处理。四诊时月经干净，厥阴病已解，带下色黄，改用通管调经方清热活血通络，兼之补肾健脾调经。五诊亦为经后，结合主证，考虑肝郁脾虚，故中药选用疏肝健脾之逍遥丸，配合滋补肝肾之品养血填精以促卵泡发育。至六诊时，患者已行超声造影提示一侧输卵管阻塞可能，再用通管调经方，并加用怀牛膝补肝肾、通血脉。

本例患者病情复杂，在治疗过程中结合了现代医学。中医方面因其治疗周期长，证型变化多端，故而中药需随证变化，但不孕症的治疗仍是以健脾、补肾、疏肝、活血养血为法。对于经期延长者，不可拘泥于固涩药物，需通因通用，适当运用活血化瘀之剂。

病案四

患者，林某，女，30岁，电商。初诊日期：2018年4月19日。

主诉：已婚未避孕7年未孕，G0。患者平素月经3月一潮，量偏少。LMP：2018年4月1日至4月7日（地屈孕酮诱经），量偏少，夹血块，痛经明显。PMP：2017年12月12日至12月15日。现诉双膝酸软，脱发。舌体胖大，舌质淡暗，苔白，脉滑。妇科检查无异常。测BBT呈单相。2016年11月8日外院查输卵管造影提示：双侧输卵管通畅。2018年4月3日性激素：FSH 6.39IU/L，LH 5.19IU/L，E_2 93pmol/L，T 1.1nmol/L，PRL 201mIU/L，PRG 0.9nmol/L；空腹血糖6.46mmol/L，空腹胰岛素90.13pmol/L，餐后2小时血糖8.14mmol/L，餐后2小时胰岛素515.17pmol/L。2017年12月22日丈夫精液检查：PR 30.2%，正常形态精子3%。西医诊断：①原发性不孕；②多囊卵巢综合征；③胰岛素抵抗。中医诊断：①不孕症；②月经后期（肾虚痰瘀互结证）。治法：补肾燥湿化痰，理气调冲。拟方：桑寄生15g，菟丝子15g，当归10g，川芎5g，赤芍15g，丹参30g，鸡血藤30g，山药20g，怀牛膝15g，天南星10g，茯苓30g，泽兰10g。

2018年5月14日二诊：停经1^+月，患者觉双膝冷，睡眠欠佳，易醒，便溏。舌体胖大，舌质淡暗，苔白，脉滑。BBT 高温相。尿 HCG 阴性；妇科 B 超：子宫大小正常，内膜厚 9.6mm，双侧卵巢多发小囊改变。拟方：桑寄生 15g，菟丝子 30g，续断 15g，淫羊藿 15g，鹿角霜 15g，党参 20g，白术 15g，当归 15g，白芍 10g，熟地黄 20g，山药 20g。2018 年 5 月 31 日及 2018 年 7 月 21 日续服此方。其间月经分别于 2018 年 5 月 14 日至 5 月 18 日、6 月 16 日至 6 月 20 日来潮，均量中，夹少许血块，无痛经。

2018 年 8 月 27 日三诊：LMP 2018 年 8 月 7 日至 8 月 11 日，量中，夹少许血块，轻微痛经。经前面部痤疮。上述诸症缓解。舌体胖大，舌质淡暗，苔白，脉滑。BBT 为低温相。2018 年 7 月 30 日妇科 B 超示子宫、双附件未见异常；空腹血糖 5.91mmol/L。拟方：当归 15g，川芎 10g，赤芍 15g，熟地黄 20g，丹参 30g，鸡血藤 30g，党参 20g，白术 15g，茯苓 15g，炙甘草 5g，黄芪 20g，续断 15g，怀牛膝 15g，泽兰 10g。此后上述三方序贯使用。

2018 年 12 月 10 日四诊：LMP 2018 年 12 月 1 日，量中，下腹不适。LMP 2018 年 10 月 18 日，5 天干净；再前次月经 2018 年 9 月 10 日，4 天净，均量中。在此期间 BBT 均呈双相。本次月经周期予克罗米芬口服。患者诉近期神疲，情绪低落。舌体胖大，舌质淡暗，苔白，脉弦滑。拟方：柴胡 10g，白芍 15g，当归 10g，茯苓 15g，白术 10g，丹参 30g，鸡血藤 30g，香附 10g，桑寄生 15g，菟丝子 15g，怀牛膝 15g，淫羊藿 15g，续断 15g。

2019 年 1 月 7 日五诊：月经过期未至，无下腹痛，无阴道流血。BBT 已高温 16 天未降。查尿妊娠弱阳性。

2019 年 1 月 11 日查 HCG 4098mIU/mL，PRG 58.6nmol/L。

2019 年 2 月 14 日 B 超：宫内活胎约 9$^+$ 周。

按语: 初诊时,四诊合参,证属肾虚痰瘀互结型,治以补肾燥湿化痰、理气调冲为法。中药以桑寄生、菟丝子补肾益精,山药健脾补肾固精,茯苓、天南星燥湿化痰,当归、川芎、鸡血藤活血养血。因患者常月经后期,适当加用赤芍、丹参、牛膝、泽兰活血通经。二诊时,患者膝冷、便溏,阳虚征象明显,以上方加用续断、淫羊藿、鹿角霜温补肾阳,加用党参、白术健脾益气;并易赤芍为白芍,加用熟地黄以增填精养血之功。三诊时,正值月经周期中期,但基础体温未上升,遂在上方基础上加重行气活血化瘀药物的应用以促进排卵。四诊时,患者诉神疲、情绪低落,结合舌脉,考虑属肝郁脾虚之证。辨证使用逍遥散,加活血养血之丹参、香附、鸡血藤,并顾及肾气,酌加补肾填精之品。

此不孕患者合并多囊卵巢综合征,月经后期,先后出现膝冷、脱发、便溏、神疲等症状,属脾肾阳虚,失于温煦之象,此乃本虚;月经时夹有血块并经行腹痛,舌质暗,舌体胖大,脉滑为痰瘀互结之象,此乃标实。治疗上宜温肾滋肾、健脾益气、燥湿化痰、行气活血之法择时而用。

结语

不孕症属妇科常见病,随着现代工作、生活节奏的加快,发病率日渐升高。若处理不当,可能会引发家庭矛盾甚至社会问题。黄教授认为,本病的治疗多需扶正、祛邪兼顾。治疗应以补肾为本,兼顾疏肝解郁、调理气血、祛湿活血等法,必要时运用现代医学手段以助万千家庭好"孕"连连。

(任晋洪,陈玲,黄黛苑,陈梅英)

参考文献

［1］FU B，QIN N，LI C，et al.Development and validation of an Infertility Stigma Scale for Chinese women［J］.Journal of Psychosomatic R esearch，2015，79（1）: 69-75.

［2］卢慧玲.班秀文教授治疗不孕症经验撮要［J］.广西中医药，1995，18（1）: 18-20.

［3］陆晓溢.国医大师夏桂成辨治不孕症学术经验［J］.天津中医药，2019，36（4）: 328-330.

［4］张玉珍.罗元恺教授论治不孕不育症学术经验介绍［J］.新中医，2002，34（4）: 7-9.

［5］冯凯.刘敏如国医大师诊治不孕症学术思想探微——附43例跟诊病案整理［D］.成都: 成都中医药大学，2018.

［6］林倍倍，董莉.国医大师朱南孙治疗输卵管阻塞性不孕症经验［J］.中华中医药杂志，2019，34（7）: 3035-3037.

［7］李茵.岭南妇科名家李丽芸教授嗣育之道文献溯源及临床研究［D］.广州: 广州中医药大学，2018.

［8］罗元恺.中医妇科学［M］.上海: 上海科学技术出版社，1986.

［9］庞秋华，徐珉.李丽芸教授治疗输卵管炎性不孕症的经验［J］.广西中医药，2012，35（5）: 51-52.

［10］常辰，谈勇.谈勇教授调周结合外治法治疗盆腔炎性不孕症经验总结［J］.陕西中医，2014，35（5）: 582-584.

［11］鹿原，申鹏飞.申鹏飞主任针刺治疗排卵功能障碍性不孕症临证经验浅析［J］.内蒙古中医药，2019，38（4）: 41-42.

［12］王明明，黄雪珍，费爱华，等.蔡圣朝教授针灸治疗宫寒不孕症经验［J］.甘肃中医药大学学报，2017，34（6）：21-23.

［13］黄健玲，李丽芸.不孕症中西医结合治疗［M］.北京：人民卫生出版社，2006.

［14］郑晨思.黄健玲教授治疗不孕症思路拾遗［J］.新中医，2014，46（5）：20-23.

第十一节　子宫肌瘤

子宫肌瘤（uterine myoma，fibroid）是女性生殖器最常见的良性肿瘤，由平滑肌及结缔组织组成。常见于30～50岁女性，20岁以下少见。据尸检统计，30岁以上女性约20%有子宫肌瘤。因肌瘤多无症状或少有症状，临床报道发病率远低于真实发病率。中医无"子宫肌瘤"的病名，根据其症状表现，归于"癥瘕""石瘕""血瘕"等范畴。

子宫肌瘤按照肌瘤与子宫肌壁的关系，可分为三大类：①黏膜下肌瘤，占10%～15%。肌瘤向宫腔方向生长，突出于宫腔，表面仅为子宫内膜覆盖。②肌壁间肌瘤，占60%～70%。肌瘤位于子宫肌壁间，周围均被肌层包围。③浆膜下肌瘤，约占20%。肌瘤向子宫浆膜面生长，并突出于子宫表面，肌瘤表面仅由子宫浆膜覆盖。

根据肌瘤的不同部位，进一步分为9种类型：

0型：带蒂的黏膜下肌瘤。

1型：向宫腔内凸＞50%的黏膜下肌瘤。

2型：向宫腔内凸≤50%的黏膜下肌瘤。

3型：与子宫内膜接触的肌壁间肌瘤。

4型：完全性肌壁间肌瘤。

5 型：外凸 ≤ 50% 的浆膜下肌瘤。

6 型：外凸 > 50% 的浆膜下肌瘤。

7 型：带蒂的浆膜下肌瘤。

8 型：其他，即特殊类型的子宫肌瘤，比如宫颈肌瘤、杂类子宫肌瘤（嵌入子宫内膜和浆膜之间）。

其中 0、1、2 型属于黏膜下肌瘤，3、4 型属于肌壁间肌瘤，5、6、7 型属于浆膜下肌瘤。8 型为特殊类型子宫肌瘤。

一、对病因病机的认识

通过对古代文献的系统分析发现，在涉及"癥瘕""石瘕"等和子宫肌瘤相关的论述中，瘀血内结证占 41.7%，痰湿阻滞证占 26.2%，情志失调占 11.9%，感受外邪占 10.7%，正气虚弱占 5.9%，饮食失调占 3.6%。其中瘀血内结占了绝大多数，可见血瘀是子宫肌瘤的主要病机。其次是痰湿。正气虚弱是本病的另一病机，肝脾肾的脏腑功能失调，气血逆乱，是发病的主要病机。因此，正虚、邪实是本病的特点。黄教授认为，本病的病因病机主要有气滞血瘀、寒凝血瘀及气虚血瘀。因情志所伤，肝气郁结，气滞血瘀，瘀留胞宫，积而成癥瘕；经期产后冒雨涉水，感受寒邪，或过食生冷，致气血凝滞，瘀阻胞宫，积而成癥瘕；或因素体脾虚，或饮食劳倦，思虑伤脾，脾气虚弱，无力行血，瘀阻胞宫，积而成癥瘕。临床上需根据不同的病因病机，辨证施治。

二、辨证论治

黄教授认为，子宫肌瘤的主要病机是瘀血阻滞胞宫。血瘀贯穿于肌瘤发病始终，因此，治疗子宫肌瘤重在活血。妇人有月经的特殊生理，气血应月相而变化，治疗时一是分期论治，分为平时用方和经期用方，辨证治疗。二是兼顾月经失调和腹痛，选用不同的活血化瘀药和理气止痛药。

（一）分型论治

1. 气滞血瘀证

主症：胞宫增大，质硬；月经先期，量多，色暗红，夹血块；伴小腹胀痛，经前乳房胀痛，胸胁胀闷，或情志抑郁，或心烦易怒，口干不欲饮，面色晦暗，肌肤甲错。舌质暗红有瘀点、瘀斑，苔薄白，脉弦涩。

治法：理气活血，化瘀消癥。

方药：

（1）非经期平时用方：消癥1方（自拟）。

三棱10g，莪术10g，鳖甲15g（先煎），赤芍15g，牡丹皮15g，丹参15g，浙贝15g，鸡内金15g，珍珠母30g，夏枯草15g。

方解：方中用赤芍、丹参、牡丹皮活血化瘀；三棱、莪术破瘀消癥；鳖甲、浙贝、鸡内金、夏枯草软坚散结消癥。

（2）经期用方：失笑散合二至丸加减。

炒蒲黄10g，五灵脂10g，女贞子15g，旱莲草15g，益母草30g，田七末3g（冲），枳壳10g，生地黄20g，白芍15g，金樱子30g，煅牡蛎30g（先煎）。

方解：方中用炒蒲黄、五灵脂、益母草、田七末活血祛瘀止血；女贞子、旱莲草、生地黄、白芍滋肾养阴止血；枳壳理气止痛，金樱子、煅牡蛎固涩止血。

加减法：月经先期者，加菟丝子、桑寄生以补肾调经；大便干结者，加大黄、厚朴、玄参以通腑软坚，活血化瘀；心烦易怒，失眠多梦者，加夜交藤、五味子以宁心安神；经来小腹痛者，加香附、延胡索以理气止痛。

2. 寒凝血瘀证

主症：胞宫增大，质硬；月经先后无定期，量或多或少，色黯，夹血块；畏寒肢冷，小腹冷痛，得热痛减。舌质淡黯，苔薄白，脉沉涩。

治法：温经散寒，化瘀消癥。

方药：

（1）非经期平时用方：桂枝茯苓丸加减。

桂枝 10g，茯苓 30g，赤芍 15g，丹参 30g，桃仁 12g，当归 15g，三棱 10g，莪术 10g，鳖甲 15g（先煎），白术 15g。

方解：方中用桂枝温经散寒；赤芍、丹参、当归、桃仁活血化瘀；三棱、莪术破瘀消癥；鳖甲软坚散结；茯苓、白术健脾化湿和中。

（2）经期用方：少腹逐瘀汤加减。

肉桂 1.5g（焗服），小茴香 5g，吴茱萸 10g，炒蒲黄 10g，五灵脂 10g，当归 12g，益母草 30g，台乌药 15g，延胡索 15g。

方解：方中用肉桂、小茴香、吴茱萸温经散寒；炒蒲黄、五灵脂、当归、益母草活血化瘀；台乌药、延胡索理气止痛。

加减法：正值经期量多，加制首乌、阿胶、三七以养血祛瘀止血；兼脾肾阳虚者，加党参、黄芪、白术、补骨脂以健脾补肾。

3. 气虚血瘀证

主症：胞宫增大，月经先期，量多，经期延长，甚则量多如崩，或淋漓不止，色淡黯，夹血块；伴头晕目眩，神疲乏力，气短懒言，心悸纳呆，面色㿠白晦暗。舌质淡黯有瘀点、瘀斑，苔薄白，脉细涩。

治法：益气固冲，活血化瘀。

方药：

（1）非经期平时用方：消癥 2 方（自拟）。

桂枝 10g，茯苓 30g，白术 15g，党参 20g，丹参 15g，赤芍 15g，当归 15g，三棱 10g，莪术 10g，鳖甲 15g（先煎）。

方解：方中用党参、白术、茯苓益气健脾固冲；当归、赤芍、丹参活血化瘀消癥；三棱、莪术破瘀消癥；桂枝温经散寒；鳖甲软坚散结。

（2）经期用方：举元煎合失笑散加减。

党参 30g，黄芪 30g，白术 15g，炙甘草 6g，制首乌 30g，阿胶 15g（烊），炒蒲黄 10g，五灵脂 10g，益母草 30g，田七末 3g（冲服）。

方解：方中用党参、黄芪、白术、炙甘草益气健脾摄血；制首乌、阿胶养血止血；炒蒲黄、五灵脂、益母草、田七末祛瘀止血。

加减法：兼肾虚见腰酸耳鸣者，加川续断、补骨脂、金樱子以补肾固冲；心悸者，加五味子、酸枣仁以养心安神；经期小腹疼痛者，加台乌药、延胡索以理气止痛；月经淋漓不止者，加血余炭、乌贼骨各 12g 以收涩止血。

（二）围手术期中医快速康复治疗

由于许多患者需要手术治疗，黄教授根据围手术期患者的康复特点，提出了中医快速康复的治疗方法，主要是在术后分阶段进行治疗。

1. 术前

中药辨证分型治疗，较少使用活血消癥攻伐之品。

2. 术后

中医药治疗分阶段治疗。第一阶段腑气未通，分虚证与实证治疗；第二阶段腑气已通，临床辨证用药。

第一阶段：术后 1～3 天，患者腑气未通，分实证和虚证治疗。

实证：气滞腑气不通。

主要症状：术后无矢气，无大便，腹胀满，腹痛，发热，口干，小便黄。舌质红，苔黄腻，脉弦数。

治法：行气通腑。

基本方：小承气汤加减。

大黄 10g（后下），川朴 15g，大腹皮 15g，枳实 15g。

加减：若夹湿热见发热，口干口苦，小便黄，舌质红，苔黄腻者，加赤芍 15g，牡丹皮 15g，泽泻 15g，车前子 15g。

虚证：气虚腑气不通。

主要症状：术后无矢气，无大便，腹软；神疲乏力，气短懒言，口淡。舌质淡，苔白，脉细弱。

治法：益气通腑。

基本方：四磨汤加减。

党参 15g，槟榔 10g，沉香 5g，乌药 10g。

加减：若夹痰湿见口中有痰，胸闷欲呕，舌质淡胖，苔白腻者，加陈皮 5g，法夏 10g，白术 15g，砂仁 5g（后下）。

第二阶段：术后约 3 天以后，患者已排气排便，中医辨证用药。

（1）脾虚

主要症状：术后 2～3 天，患者已排气排便，但正气未盛，术口隐痛；神疲乏力，少气懒言，纳呆便溏。舌质淡，苔白，脉细弱。

治法：益气健脾。

基本方：陈夏六君子汤加减。

党参 15g，白术 15g，茯苓 15g，炙甘草 5g，砂仁 10g（后下），陈皮 5g，法半夏 10g。

（2）脾虚湿瘀互结

主要症状：术后 2～3 天，患者已排气排便，但正气未盛，术口隐痛；神疲乏力，少气懒言，纳呆便溏。舌质淡暗或有瘀斑瘀点，苔白腻，脉细。

治法：益气健脾，祛湿化瘀。

基本方：参苓白术散加减。

党参 15g，白术 15g，云苓 15g，炙甘草 5g，砂仁 10g（后下），陈皮 5g，怀山药 15g，扁豆 20g，赤芍 15g，丹参 15g。

（3）气滞血瘀夹湿热

主要症状：术后 2 ～ 3 天，患者已排气排便；术口疼痛，发热，口干口苦，腹部胀痛，小便黄短，大便干结或溏泻。舌质暗红，苔黄厚腻，脉弦数。

治法：清热利湿，行气化瘀。

基本方：活血化湿方（经验方）。

赤芍 15g，牡丹皮 15g，丹参 15g，泽泻 15g，车前子 15g（包煎），厚朴 15g，枳实 15g。

加减：若热甚见发热不退，口干口苦，小便黄，舌质红，苔黄者，加金银花 15g，连翘 15g；若夜寐不安，加夜交藤 30g，酸枣仁 10g；若见阴道少量出血，加地榆 15g，旱莲草 15g，仙鹤草 15g；若下肢疼痛，加延胡索 15g，三七 10g；若尿频尿痛，加金钱草 15g，猪苓 15g。

三、外治法

黄教授根据患者术后出现的疲劳症状，提出了外治法在围手术期快速康复治疗的应用，对于术后胃肠功能紊乱、睡眠障碍、情绪波动等症状有较好的疗效。

1. 穴位贴敷疗法

选用生姜、吴茱萸或砂仁粉剂，贴敷穴位。可选天突、神阙、内关、足三里、合谷等穴位，适用于术后恶心呕吐，有助于胃肠功能恢复。

2. 中药封包治疗

吴茱萸 250g，加粗海盐 250g 炒热后外敷。选用部位为大椎、上腹部、下腹部和腰骶部，有扶助阳气、促进胃肠功能恢复之效。适用于术后疲劳综合征，表现为神疲乏力、腹胀腹痛、腰骶酸痛。

3. 平衡火罐

背部取穴为主，四肢为辅，可选华佗夹脊穴、膀胱经穴位。顺时针行罐为补，逆时针行罐为辅。有活血化瘀、退热止痛及调和阴阳的效果，适用于术后疲劳综合征，表现为畏寒乏力、眠差易醒、腰骶酸痛等。

4. 中药沐足疗法

选用健脾养血安神中药，水煎后沐足，适用于围手术期睡眠障碍。常用药物有酸枣仁、五爪龙、鸡血藤、夜交藤、柏子仁等。

5. 子午流注低频治疗

使用子午流注治疗仪，运用电磁刺激穴位开穴治疗，适用于术后疲劳综合征。可选用协定穴位处方，如腰痛方、肾虚血瘀方等。

6. 针灸疗法

对于术后胃肠功能障碍，可选用足三里、合谷、上巨虚、下巨虚等穴位。电针或针刺，可促进胃肠功能恢复。

四、诊治要点与用药特色

黄教授认为，子宫肌瘤的治疗应注意如下方面：一是处理消癥与止血的关系，二是针对不同年龄的女性选择不同的中医治疗方法，三是如何顺应月经周期选用活血药物。

月经是女性的特殊生理，经期血海由满溢而空虚，冲任气血处于急剧变化时期，血室开放，外邪易于乘虚而入，此时如继续活血消癥，不仅有动血之虞，而且易损伤正气。因此，不少医家认为经期不应活血消癥，以免动血伤正。黄教授认为，经期是血室开放，瘀血下行之时可通因通用，适当选用活血化瘀之品，但应减少用量；或改用活血止血法，酌加活血养血中药，不仅不会动血伤正，反而因势利导，瘀血得去，新血化生，血海得以安宁。如正气虚弱，不堪攻伐，则经期应停用活血消癥之品，改为活血止血，以顾护正气，正气渐复，再议攻伐。

子宫肌瘤好发于 30 ～ 50 岁女性，其中以育龄期女性较多见。对于有生育要求的女性，应鼓励先试孕，尽量避免手术。如有手术指征，则行保留生育功能的术式，尽量减少对生育功能的影响，术后顺应月经周期使用药物。卵泡期可予补益肾气，活血消癥中药，使血海满盈；黄体期重在调经助孕，适当选用补肾养血中药，减少攻伐之品，尽量不用破瘀消癥中药，以免妨碍孕卵着床。对于进入更年期的女性，可定期观察，治疗兼证，使其平稳过渡到绝经期，以期肌瘤萎缩消散。如绝经后肌瘤仍迅速增大，则建议手术治疗。

黄教授认为，妇人以血为本，气血不和，百病乃生。感受寒邪、情志内伤、脏腑虚弱、饮食失调等致病因素可引起气血凝滞，瘀血阻滞胞宫，结为癥瘕。故治疗子宫肌瘤重在活血，临证中巧用各种不同的活血药物，常用的活血药如下：

1. 活血化瘀，宜用桃仁、赤芍、牡丹皮

桃仁味苦甘而性平，归心、肝、大肠经，脂润而能活血。赤芍味苦，性微寒。归肝经，功能清热凉血、散瘀止痛，活血中之瘀滞，能治腹痛坚积、血瘀疝瘕，善清血分实热。牡丹皮不仅能清血分实热，亦能治阴虚发热。黄教授临证中常伍用桃仁、赤芍、丹参，即宫外孕 1 号方之方义，亦常伍用牡丹皮，以活血清热。

2. 活血养血，宜用当归、川芎、丹参、鸡血藤

丹参为妇科之要药，归足厥阴肝经，能养血和血，逐瘀生新，一味丹参功同四物。当归为妇科之圣药，善于活血养血。川芎为血中之气药。鸡血藤性味苦、微甘、温，归肝经，药性和缓，既能活血，又能养血。黄教授临证中常伍用上述药物，以治疗虚瘀并见的子宫肌瘤。

3. 活血消癥，宜用三棱、莪术

三棱、莪术皆为攻伐之品，为活血消癥之药，黄教授常用于治疗正气充足而邪实的子宫肌瘤患者。三棱辛苦性平，归肝脾经，入血破瘀，可升可降，为血中气药，破血通经而行气消积；莪术辛苦性温，亦归肝脾经，辛开苦降，破血祛瘀，行气止痛。两药为治疗妇科癥瘕之对药，缺一不可，共奏破血行气、化瘀消癥之效。

4. 活血散结，宜用鳖甲、浙贝、珍珠母

鳖甲性味咸寒，归肝、肾经，功能滋肾潜阳、软坚散结，能退热除蒸。《药性论》论曰："主宿食、癥块、痃癖气、冷瘕、劳瘦，下气，除骨热，骨节间劳热，结实壅塞。治妇人漏下五色羸瘦者。"浙贝味苦，性寒，归心、肺经，能散结消肿，可治疗瘰疬瘿瘤、疮痈肿毒。珍珠母味咸性寒，归肝、心经，能平肝潜阳，善治妇女血证。对于癥瘕有瘀热病机者，黄教授常选用三药以清热活血散结。

5. 活血止血，宜用炒蒲黄、五灵脂、益母草、田七

蒲黄、五灵脂即失笑散，功能活血化瘀、散结止痛，但正气虚弱者不宜用。益母草性辛、苦、凉，有活血解毒、利尿消肿和调经的作用，归心包经和肝经，适用于出血之血瘀证。田七味甘，微苦，性温，归肺、心、肝、大肠经，入血分，此药能散能收，既能活血化瘀，又能止血。

子宫肌瘤常导致月经过多、经期延长，经期用药需选用活血化瘀止血的药物。黄教授临证中常选用失笑散（蒲黄、五灵脂）以活血止血；益母草为妇科要药，活血化瘀而能生新；田七善活血止血，黄教授常选用田七末 1.5 ～ 3g 冲服，则已见效。

五、预防调护

子宫肌瘤是常见病和多发病，常因特殊部位的肌瘤而影响生育或导致月经异常，造成患者易有心理负担。黄教授认为，对本病的调护，一是要保持心情舒畅，避免气机不畅而胞宫瘀血阻滞；二是饮食调护，饮食宜均衡，不滥用补品和保健品，如雪蛤、蜂王浆等补品，也不宜贪凉喜冷，使寒邪入侵，阻滞胞宫，刺激肌瘤快速增大；三是坚持随访，一旦发现变性则应考虑调整治疗方案，切勿认为绝经后肌瘤必然缩小或消失，错过治疗时机。

六、典型医案

病案一

刘某，女，30 岁，门诊号 057876。

主诉：月经频发伴经量过多 1 年。

一诊：患者近一年月经先期来潮，月经量多，色暗红夹血块；经前乳房胀痛，胸胁胀闷，经期小腹胀痛，口干不欲饮，大便干结，面色晦暗。舌质黯红有瘀斑，苔薄白，脉弦涩。妇科检查：子宫后位，增大如孕 2^+ 月，质硬，表面不平，可活动；双侧附件正常。妇科 B 超提示：子宫增大，后壁肌瘤 5.1cm×5.0cm×4.4cm。西医诊断：子宫肌瘤；中医诊断：癥瘕，辨证属气滞血瘀证。处方：①平时服：赤芍 15g，丹参 30g，桃仁 12g，三棱 10g，莪术 10g，当归 9g，鳖甲 15g（先煎），大黄 9g，川朴 12g，枳实 15g，菟丝子 15g。②经期服：炒蒲黄 10g，五灵脂

10g，益母草 30g，田七末 3g（冲服），女贞子 15g，旱莲草 15g，煅牡蛎 30g（先煎），金樱子 30g，枳壳 12g，白芍 12g。每日 1 剂，复煎再服，治疗 3 个月。

二诊：患者复诊时月经量明显减少，但月经仍先期来潮，诸症明显减轻。复查妇科 B 超：后壁肌瘤 5.0cm×4.4cm×4.1cm。妇科检查，子宫较前缩小。嘱继续服用 3 个月，月经规则来潮后停药。

按语： 该患者为育龄期女性，罹患子宫肌瘤后导致月经过多并先期来潮，瘤体较大，亦可考虑手术剔瘤，但术后需避孕较长时间，且肌瘤仍有复发可能。制订诊疗策略时需权衡利弊，分析生育能力、肌瘤复发、手术创伤和月经情况等，年轻女性可先以药物调经，活血消癥为法，顺应月经周期而施治。患者年轻，正邪俱实，平时可以行气活血消癥之法攻伐，经期则活血调经，用失笑散、益母草和田七使经血得以排出，佐以滋肾固肾，使胞宫泻去瘀血，精气固守，经后得以再次活血消癥，既可使月经规则来潮，经量减少，又可使瘤体渐消。

病案二

李某，女，48 岁，门诊号 008779。

主诉：月经稀发 2 年余。

病情简介：患者月经延后来潮，量少色黯，小腹冷痛，得热痛减，畏寒肢冷，面色晦暗；舌质淡黯，有瘀斑，苔薄白，脉沉涩。妇检：子宫后位，增大如孕 50 天，质稍硬，活动可；双侧附件正常。妇科 B 超提示子宫增加，子宫前壁肌瘤 3.0cm×2.5cm×2.2cm。西医诊断：子宫肌瘤；中医诊断：癥瘕，辨证属寒凝血瘀证。处方：①平时服：桂枝 10g，茯苓 30g，赤芍 15g，当归 15g，桃仁 12g，三棱 10g，莪术 10g，鳖甲 15g（先煎），白术 15g。②经期服：桂枝 10g，茯苓 30g，赤芍

15g，当归 15g，桃仁 12g，三棱 10g，莪术 10g，鳖甲 15g（先煎），白术 15g，台乌药 12g，吴茱萸 6g，小茴香 6g。上方随症加减，治疗一年余，患者诸症改善，一年后患者绝经。停经 3 个月后复查子宫大小正常，妇科 B 超提示子宫大小正常，前壁肌瘤 1.5cm×1.5cm ×1.2cm。

按语： 患者已近七七之年，肾气衰，天癸竭，气虚不能行血，瘀血阻滞胞宫而成癥瘕，阻碍新血化生，血海不得满溢，故月经后期来潮而稀少。对于围绝经期女性诊疗策略的制订，宜以平稳过渡至绝经，俟绝经而癥瘕消。患者正虚而邪实，平时以温经散寒、活血消癥为法，扶正祛邪，经期则养血活血、温经散寒，使诸症缓解，过渡至绝经。

结语

子宫肌瘤的病机以血瘀为主，或感受寒邪，或饮食劳倦，情志内伤，导致气血失调，脏腑功能虚弱。起病缓慢，病情迁延日久，常有月经失调、腹痛或月经过多等症，多见于育龄期女性。因有经期产后的特殊生理，临床决策和辨证治疗与他病不同。黄教授以活血化瘀立法，顺应月经周期的气血变化，分期论治，特色鲜明，疗效显著。对于需手术治疗的患者，围手术期中医中药干预亦能起到快速外科康复的疗效。

（钟秀驰，胡晓霞，陈颐，欧玲，陈志霞）

参考文献

［1］黄健玲，程兰.专科专病中医古今证治通览丛书·子宫肌瘤［M］.北京：中国中医药出版社，2012.

［2］陈颐，黄健玲，宋燕，等.子宫肌瘤古籍文献研究的内容评析［J］.中医药导报，2012，18（2）：12-14.

［3］陈颐，黄健玲，宋燕.中医古籍对子宫肌瘤的论述探要［J］.

辽宁中医杂志，2011，38（9）：1793-1794.

[4]司徒仪，杨家林.妇科专病中医临床诊治[M].北京：人民卫生出版社，2005.

[5]陈群伟.叶天士从奇经理论辨治癥瘕经验探析[J].江苏中医药，2018，50（12）：6-8.

[6]贾建义.张锡纯治疗女子癥瘕的经验[J].天津中医药，2011，28（5）：401-402.

[7]魏绍，王宇慧，季晓黎.川蜀妇科名家王渭川学术思想与临证经验.第六届国际中医妇科学术大会论文集.长沙，2015.

[8]张娥.妇人癥瘕防治刍议[J].光明中医，2017，21（11）：1550-1551.

[9]郑淑珍，温明华，张广清.李丽芸运用扶正祛邪法治疗癥瘕发热验案1则[J].中国民间疗法，2017，25（8）：16-17.

[10]罗颂平.中国百年百名中医临床家·罗元恺[J].北京：中国中医药出版社，2001.

[11]高春媛，陶广正.中医当代妇科八大家[J].北京：中医古籍出版社，2001.

[12]任艳，朱红娣，左欣，等.冷刀宫腔镜操作系统对子宫黏膜下肌瘤切除的安全性及生育功能观察[J].解放军预防医学杂志，2018，36（12）：1564-1566.

[13]杨一君，高迎春.快速康复外科在腹腔镜子宫肌瘤切除术中的应用[J].中国现代医学杂志.2019，（6）：1-6.

[14]王庚.不同术式子宫肌瘤剔除治疗子宫肌瘤的临床观察[J].中国医药指南，2019，17（11）：130-131.

[15]葛冠南，史小荣.GnRH-α在子宫肌瘤治疗中的应用分析

［J］. 国际妇产科学杂志，2018，45（6）：638-642.

第十二节　子宫内膜异位症与子宫腺肌病

子宫内膜异位症（endometriosis，中文简称"内异症"）是指具有生长功能的子宫内膜组织在子宫腔以外的部位出现、生长、浸润、反复出血而引起的病证，可形成结节及包块，引起疼痛、不育等。异位的子宫内膜可生长在距子宫遥远的部位，但最常出现在卵巢、子宫骶骨韧带、子宫下段、后壁浆膜层、子宫直肠陷凹、乙状结肠的盆腔腹膜等盆腔处，故亦称为"盆腔内异症"。本病发病率呈上升趋势，占5%～15%，多发于25～45岁的妇女，是育龄期妇女常见的疑难病，是造成女性不孕及慢性盆腔疼痛的主要原因。内异症虽属良性疾患，但具有增生、浸润、转移及复发等恶性行为。

子宫腺肌病（adenomyosis）与子宫内膜异位症同属于子宫内膜异位性疾病，两者均由具有生长功能的异位子宫内膜所致。当子宫内膜腺体及间质侵入子宫肌层时，称"子宫腺肌病"。异位内膜在子宫肌层多呈弥漫性生长，累及后壁者居多，故子宫呈均匀性增大，前后径增大明显，呈球形。若腺肌病病灶呈局限性生长形成结节或团块，似肌壁间肌瘤，称为"子宫腺肌瘤（adenomyoma）"。该病多发生于30～50岁经产妇，目前无根治性的有效药物，主要症状是月经量过多、经期延长和进行性加重的痛经，严重影响女性的健康。

中医学文献中没有"内异症"的病名记载，但在"痛经""癥瘕""不孕症"等病证中有类似症状的描述。

一、对病因病机的认识

黄教授认为，子宫内膜异位症可归属于中医学癥瘕、痛经、不孕症等范畴，属血瘀证，其主要病机是血瘀。本病发生的根本在于本虚，《温疫论》中指出："本气充实，邪不能入。"本病患者多有经、孕、产、乳，甚至多次人流或其他宫腔操作史，正气未复，邪气乘虚侵袭而发病，治疗不及时或体内余邪未尽，邪正相争，正气愈虚，病情反复发作或渐进性加重，此为发病之本。其病因或是气滞，或是寒凝，或是热郁，或是气虚，或是肾虚，导致血液离经，瘀血积聚。如《妇人大全良方·妇人积年血癥块方论》有载："妇人积年血癥块者，由寒温失节脏腑气虚，风冷搏在内，饮食不消，与血气相结，渐生颗块，盘牢不移动者是也。皆因血气劳伤，月水往来，经络否涩，恶血不除，结聚所生也。"又如张景岳云："妇人久癥宿痞，脾肾必亏，邪正相搏，牢固不动。气联子脏则不孕。"异位内膜的周期性出血，中医学称之为"离经之血"，此血及脱落之内膜不能排出体外或及时吸收化解，即成蓄血或瘀血。黄教授认为，瘀血既是致病因素，又是疾病发展过程中的病理产物，绝大部分内异症患者均有不同程度的瘀血存在。瘀血留结于下腹，瘀阻冲任、胞宫、胞脉、胞络，影响气血运行，不通则痛，故出现痛经；瘀积日久，可形成癥瘕；瘀血不去，新血不得归经，故见月经过多、经期延长；瘀血阻滞冲任，冲任不能相资，或瘀阻胞脉，两精不能结合而致不孕。《素问·刺法论》曰"正气存内，邪不可干"，上述病因病机最终也因机体正气受损方才发病。黄教授认为，本病邪正相争过程中，日久常致患者不同程度的正气受损，临床上出现虚虚实实、虚实夹杂的证候特点。治疗上，当谨从《黄帝内经》"谨察阴阳所在而调之，以平为期"之大法，以"攻补结合"为治疗原则。虚多实少，扶正为主，祛邪为辅，随证治之；实多虚少，攻补并施，祛邪不忘扶正，以达到祛除病邪、扶助正气的治疗目的。

二、辨证论治

1. 气滞血瘀证

主症：继发性、渐进性痛经，经前及经期 1～2 日为甚，小腹胀痛，拒按；伴肛门坠胀感，经行不畅，或经量多，或淋漓不净，经色紫暗夹血块，血块排出后疼痛缓解，或伴胸胁乳房胀痛，婚久不孕。舌质紫暗有瘀点、瘀斑，苔薄白，脉弦滑。检查子宫增大，或盆腔有结节、包块。

治法：理气活血，破瘀消癥。

方药：

（1）非经期平时用方：消癥 1 方（自拟）。

三棱 10g，莪术 10g，鳖甲 15g（先煎），赤芍 15g，牡丹皮 15g，丹参 15g，浙贝 15g，鸡内金 15g，珍珠母 30g，夏枯草 15g。

方解：方中用赤芍、丹参、牡丹皮活血化瘀；三棱、莪术破瘀消癥；鳖甲、浙贝、鸡内金、夏枯草软坚散结消癥。

加减：伴气血虚无郁热者，可去牡丹皮、夏枯草，加当归、茯苓、白术以益气养血；兼肾虚腰酸者，可去牡丹皮、夏枯草，加桑寄生、菟丝子、续断以补肾健腰；子宫增大、痛经明显者，可加全蝎以行气破瘀、散结消癥。

（2）经期用方：痛经 1 方（自拟）。

当归 10g，白芍 15g，香附 10g，木香 10g（后下），延胡索 15g，枳壳 10g，益母草 30g，蒲黄 10g，三七粉 3g（冲服）。

方解：方中用当归、白芍、郁金行气活血调经；香附、木香、延胡索、枳壳行气止痛；益母草、蒲黄、三七活血祛瘀止血。

加减：经行不畅者，可加桃仁、红花、牛膝以活血通经；经量过多者，可加党参、白术、首乌、血余炭以益气养血止血。

2. 寒凝血瘀证

主症：继发性、渐进性痛经，经前数日及经期小腹冷痛，得热痛减，经量少，经色黯黑，有血块；畏寒怕冷，四肢不温，婚久不孕。舌质淡黯，苔白润，脉沉紧。检查子宫增大，或盆腔有结节、包块。

治法：活血祛瘀，温经散寒。

方药：

（1）非经期平时用方：桂枝茯苓丸加减。

桂枝 10g，茯苓 15g，赤芍 15g，丹参 15g，桃仁 10g，三棱 10g，莪术 10g，当归 15g，艾叶 10g，炙甘草 5g。

方解：方中用当归、赤芍、丹参、桃仁活血祛瘀；三棱、莪术破瘀消癥；桂枝、艾叶温经散寒；炙甘草调和诸药。

加减：婚久不孕兼肾虚者，可加熟附子、菟丝子、淫羊藿、川续断以温肾助孕；兼脾虚神疲乏力者，可加党参、黄芪、白术以健脾益气；子宫增大、痛经明显者，可加全蝎以行气破瘀、散结消癥。

（2）经期用方：痛经 2 方（自拟）。

当归 15g，川芎 10g，桂枝 10g，吴茱萸 10g，小茴香 5g，艾叶 10g，蒲黄 10g，乌药 10g，延胡索 15g，香附 10g。

方解：方中用桂枝、吴茱萸、小茴香、艾叶温经散寒；当归、川芎、蒲黄活血化瘀；乌药、延胡索、香附行气止痛。

加减：月经量多者，可加党参、黄芪、白术、益母草益气祛瘀止血；兼肾虚腰痛者，可加续断、补骨脂、金樱子补肾温肾。

3. 瘀热互结证

主症：渐进性痛经，以经前 1 ～ 2 日及经期为甚，小腹疼痛拒按，肛门坠胀，有灼热感，经量多，色鲜红或暗红，夹血块；可伴带下量多色黄，口干口苦，小便黄短，大便干结。舌质暗红有瘀点、瘀斑，苔薄黄或黄腻，脉弦滑数。检查子宫增大，或盆腔有结节、包块。

治法：活血化瘀，清热消癥。

方药：

（1）非经期平时用方：棱莪消积汤合小承气汤加减。

三棱 10g，莪术 10g，赤芍 15g，牡丹皮 15g，丹参 15g，桃仁 10g，败酱草 15g，大黄 10g（后下），厚朴 15g，枳实 15g，鳖甲 15g（先煎）。

方解：方中用赤芍、牡丹皮、丹参清热凉血，活血化瘀；桃仁、三棱、莪术活血祛瘀消癥；败酱草清热利湿化瘀；鳖甲软坚散结；大黄、厚朴、枳实泻热通便，大黄并有活血祛瘀之功能。

加减：合并感染见带下量多色黄者，可加毛冬青、银花藤、车前子以清热利湿；伴下腹痛明显者，可加延胡索、香附、木香以行气止痛；子宫增大、痛经明显者，可加全蝎以行气破瘀、散结消癥。

（2）经期用方：痛经 3 方（自拟）。

赤芍 15g，牡丹皮 15g，丹参 15g，蒲黄 10g，五灵脂 10g，败酱草 15g，毛冬青 30g，益母草 30g，延胡索 15g，木香 10g（后下）。

方解：方中用赤芍、丹皮、丹参清热凉血，活血化瘀；败酱草、毛冬青清热利湿化瘀；蒲黄、五灵脂、益母草活血祛瘀止血止痛；延胡索、木香行气止痛。

加减：月经量多、经期延长者，可加地榆、茜草根、血余炭清热凉血，祛瘀止血；大便秘结者，可加大黄、厚朴、枳实以通腑泄热。

4. 气虚血瘀证

主症：继发性、渐进性痛经，以经期及经后为甚；伴肛门坠胀，里急后重，神疲肢倦，纳呆便溏，面色㿠白。舌质淡胖有瘀点、瘀斑，苔薄白，脉细弦，检查子宫增大，或盆腔有包块、结节。

治法：益气活血，化瘀消癥。

方药：

（1）非经期平时用方：消癥2方（自拟）。

桂枝10g，茯苓30g，白术15g，党参20g，丹参15g，赤芍15g，当归15g，三棱10g，莪术10g，鳖甲15g（先煎）。

方解：方中用党参、白术、茯苓益气健脾固冲；当归、赤芍、丹参活血化瘀消癥；三棱、莪术破瘀消癥；桂枝温经散寒；鳖甲软坚散结。

加减：兼肾虚见腰酸耳鸣者，加川续断、补骨脂、金樱子以补肾固冲；气血虚弱明显者，可加黄芪、鸡血藤、熟地黄、黄精以益气养血；子宫增大、痛经明显者，可加全蝎以行气破瘀、散结消癥。

（2）经期用方：举元煎合失笑散加减。

党参20g，黄芪20g，白术15g，炙甘草6g，炒蒲黄10g，五灵脂10g，益母草30g，田七末3g（冲服），乌药10g，香附10g，木香10g（后下）。

方解：方中用党参、黄芪、白术、炙甘草益气健脾摄血；炒蒲黄、五灵脂、益母草、田七末祛瘀止血；乌药、香附、木香行气止痛。

加减：小腹疼痛明显者，可加延胡索以加强理气止痛；月经量多、淋漓不止者，可加血余炭、乌贼骨以收涩止血。

5. 肾虚血瘀证

主症：继发性、渐进性痛经，以经期及经后为甚，痛引腰骶；伴肛门坠胀，经血淡黯，夹小血块，头晕耳鸣，婚久不孕，小便清长，夜尿多，面色晦暗。舌质淡黯有瘀点、瘀斑，苔薄白，脉沉细。

治法：活血化瘀，补肾益精。

方药：

（1）非经期平时用方：补肾消癥方（自拟）。

当归 15g，赤芍 15g，丹参 15g，鳖甲 15g（先煎），三棱 10g，莪术 10g，菟丝子 15g，续断 15g，桑寄生 15g，桂枝 5g。

方解：方中用当归、赤芍、丹参、三棱、莪术活血化瘀消癥；菟丝子、桑寄生、续断补肾益精；桂枝温经通阳；鳖甲软坚散结。

加减：肾阳虚衰见畏寒肢冷者，可加熟附子、淫羊藿、补骨脂以温补肾阳；偏肾阴虚见咽干口燥者，可加女贞子、旱莲草、山茱萸以滋养肾阴。

（2）经期用方：补肾祛瘀止痛方（自拟）。

续断 15g，补骨脂 15g，金樱子 15g，当归 15g，白芍 15g，益母草 30g，蒲黄 10g，三七粉 3g（冲服），香附 10g，延胡索 15g，木香 10g。

方解：方中用续断、补骨脂、金樱子补肾固冲；益母草、蒲黄、三七活血化瘀止血；香附、延胡索、木香行气止痛；当归、白芍活血养血。

加减：兼脾气虚月经量多，淋漓不净者，可加党参、黄芪、白术、血余炭以健脾益气、祛瘀止血；兼肾阴虚月经淋漓不断者，可加女贞子、旱莲草、乌贼骨以滋阴收涩止血。

三、外治法

1. 灌肠疗法

主症：盆腔子宫内膜异位症，盆腔包块等。

治法：活血祛瘀，消癥散结。

方药及用法：

（1）莪丹灌肠方（自拟）：三棱15g，莪术15g，丹参20g，赤芍15g，毛冬青30g，水煎成100mL，用药液保留灌肠，每天1次，10天为一疗程，可连续应用，月经期暂停。

（2）莪棱灌肠液（司徒仪教授经验方）：含三棱、莪术、丹参等，制成药液100mL行保留灌肠，每天1次，10天为一疗程，可连续应用，月经期暂停。

2. 外敷疗法

主症：盆腔子宫内膜异位症及其有盆腔包块。

治法：清热解毒，祛瘀止痛。

用法：用四黄散（大黄、黄芩、黄柏、黄连）或双柏散（侧柏叶、大黄、黄柏、泽兰、薄荷）适量，加温开水拌匀搅成饼状，表面涂以蜜糖，用布包好外敷下腹部，每天1～2次，可连续应用，月经期暂停。

3. 针灸疗法

（1）针刺中极、关元、三阴交、气海。每周1次，提插平补平泻，进针10分钟运针提插，留针20分钟。用于子宫内膜异位症痛经。

（2）针刺三阴交、归来、天枢、血海，平补平泻，留针30分钟。用于子宫内膜异位症痛经。

（3）腹针：取穴引气归元（中脘、下脘、气海、关元）、中极、外陵、双侧下风湿点。外陵中刺，余穴均针刺至地部，留针30分钟。用于子宫内膜异位症痛经。

（4）灸法：隔姜灸神阙、关元、三阴交，中等艾炷5～7壮。隔日1次。用于寒凝血瘀者。

四、诊治要点与用药特色

1. 抓住病机，活用化瘀大法

黄教授认为，治疗内异症应始终以活血化瘀为大法，根据不同证型或兼以补肾，或兼以行气，或兼以祛寒，或兼以清热，或兼以益气。同时，根据月经周期不同阶段用药。平时以活血化瘀为主，选用桂枝茯苓丸化裁，配以三棱、莪术能行气入血，可破血化瘀、消癥散结。三棱、莪术为治疗内异症气滞血瘀的药对。若气滞明显，可偏重用莪术；血瘀明显，可偏重用三棱。鸡内金、夏枯草功擅解毒散结消肿，与生牡蛎、浙贝母软坚散结之品同用疗效更佳。黄教授指出，经期用药要有所侧重，以痛经为主者，经期加用香附、延胡索、木香、蒲黄、三七、五灵脂等行气活血止痛药；痛甚伴有恶心、呕吐者，加吴茱萸、砂仁以温中止痛；以月经过多、经期延长为主者，经期去三棱、莪术破血耗血之品，加用蒲黄、三七、益母草、血余炭等活血化瘀止血药；若因病久耗伤气血，则应酌加益气养血之品，如黄芪、党参、当归、阿胶、白芍等补气养血之品，以扶助正气；有盆腔包块者，加鳖甲、夏枯草、浙贝母以软坚散结。辨证施治，分期合用，调经止痛，缓消癥瘕。

2. 祛瘀勿忘扶正

黄教授在临证中强调，本病常表现为"本虚标实"，在治疗的过程中，不能一味地攻伐，均需固护正气。扶正一方面为了扶益本源，调动人体本身的抗病能力，另一方面也是为了祛邪，所谓"养正则邪自安"，正气足则可以抗邪外出。对于一些病患日久、正气虚损的患者，黄教授提倡酌减三棱、莪术等破血消癥之品，因二药均有破血耗气之力。对于气血虚者，常加党参、黄芪、茯苓、白术等健脾益气。

3. 顺应周期，分期施治

子宫腺肌病发病具有显著的周期性，与月经周期关系密切。针对其"病发有时"的特点，黄教授在临证中强调"分期治疗"。从子宫腺肌病的临床表现上看，痛经和月经过多是困扰子宫肌腺病患者的两大主要症状，在辨证论治的同时可遵循中医理论中"急则治其标，缓则治其本"的基本原则。在经期以化瘀止血、调经止痛为主，切不可用破血攻伐之品，治标为先，以减轻患者的痛苦。在非经期症状缓解时，则以活血化瘀、软坚散结消癥治本。紧扣"瘀血阻滞胞宫、冲任"的病机，如非经期以宫外孕Ⅱ号方加减为基础方：赤芍15g，丹参20g，三棱10g，莪术10g，鳖甲15g（先煎），全蝎5g。其中赤芍、丹参活血化瘀，三棱、莪术破瘀消癥，鳖甲软坚散结，全蝎是虫类药，功能行气破瘀散结，对子宫腺肌症的痛经止痛疗效尤佳。上述各药均为治疗子宫内膜异位症和子宫腺肌症的常用方药。若痰湿甚、热象明显者，加浙贝母、鸡内金、夏枯草以化痰清热散结。经期则根据患者的临证表现辨证加减：经量过多者，去三棱、莪术、丹参，加蒲黄、三七粉、益母草、血余炭以化瘀止血；小腹胀痛，加延胡索、木香、乌药、蒲黄、五灵脂以行气止痛；经行不畅，加红花、牛膝以活血通经；气血虚弱，加党参、黄芪、白术、当归、阿胶益气养血止血。

4. 通因通用，化瘀止血，治疗血证

内异症合并月经紊乱者约占半数，主要以崩漏或月经过多为表现。黄教授抓住血瘀是形成内异症的病理实质，而血瘀停留，积于冲任，瘀血不去，新血不得归经；或瘀伤脉络，络伤血溢是导致月经过多与淋漓不断的机制，强调活血化瘀、止血调经是治疗的大法，常用蒲黄、五灵脂、益母草、三七、血余炭等活血祛瘀止血药。兼脾气虚者，治以益气健脾以止血，药用党参、黄芪、白术等。兼肾气虚者，治以补肾固冲以

止血，药用续断、补骨脂、金樱子等。兼肾阴虚者，治以滋肾养阴以止血，药用女贞子、旱莲草等。兼气滞者，治以行气活血，药用香附、木香、延胡索等。兼寒凝者，治以温经散寒止血，药用艾叶、桂枝等；兼血热者，治以凉血止血，药用茜草根、地榆等。经净后，以辨证论治复旧之法，以固其本。

5. 通则不痛，化瘀活血，因势利导治疗顽固性痛经

内异症顽固性痛经的治疗是本病的难点之一。内异症血瘀的病理存在，必然引起"不通则痛"的痛经。黄教授指出，治疗固当遵"通则不痛"治则，以化瘀活血治本为主。治法分两步：月经期活血化瘀止痛，平时针对不同证候求因以改善血瘀状态。为此，平时可选用三棱、莪术、当归、赤芍、丹参等药物以活血理气、化瘀消癥散结；经行不畅，经期可加桃仁、红花、牛膝、丹参等药物以活血化瘀通经；月经量多伴腹痛者，经期选用蒲黄、三七、益母草、五灵脂等药物活血化瘀、止血止痛，尤适于痛经伴月经多、血块多者。若证偏气虚或寒象、热象明显，便要结合分型辨证用药。

现代研究认为，除异位灶直接引起的疼痛外，月经期前列腺素水平的升高或比例失调，导致子宫过度或无节律地收缩也是原因之一。药理研究发现，部分活血化瘀药可调整前列腺素水平及其比例，缓解平滑肌痉挛，如当归、香附、白芍、甘草、木香等药能解痉止痛，对子宫内膜异位症引起的疼痛有一定缓解作用；益母草、蒲黄、五灵脂、赤芍、川芎、生山楂等药物均具收缩子宫作用，但可使子宫平滑肌的收缩波由细小、杂乱的小波变为缓慢而有力、规则的大波，有助于瘀血的排出及疼痛的缓解。子宫内膜异位症患者本有血瘀，经行前血聚下焦，冲任胞脉瘀阻更甚，经水欲泻而不能，故腹痛坠胀，临床应掌握在经前经行发作时的有利时机，及时服药，因势利导，促进经血下行，调整前列腺素及子宫收缩，从而有效地缓解子宫内膜异位症引起的痛经。

6.重用消癥破血之品治疗卵巢子宫内膜异位囊肿

卵巢子宫内膜异位囊肿属中医"癥瘕""肠覃"范畴，为血瘀之重症，治疗当选择一些破血消癥药方能药达病所，且气行则血行，气滞则血滞，血的循环往复、周流不息有赖于气的推动作用。治疗上应兼顾气血，三棱破血行气，莪术行气破血，前者偏入血分，后者偏入气分，黄教授常将之作为治疗子宫内膜异位症的君药，又根据气血瘀滞的轻重，酌情搭配二者药量。此外，浙贝母、鸡内金、鳖甲、海藻、夏枯草均具散结消癥作用，现代研究证实可改善局部血液循环，促进囊肿的吸收，临床上常适当选用。常用的行气药如郁金、枳壳，常用的破血行瘀药如全蝎、桃仁，均可适当配伍。本病癥瘕，若失于调治，则有可能迅速发展，甚可破裂或造成广泛粘连，治疗中当把握时机。

7."的候"期加强活血化瘀治疗黄素化卵泡不破裂综合征

子宫内膜异位症可合并黄素化卵泡不破裂综合征，目前多认为与排卵期卵泡液及腹腔液中的前列腺素水平有关。黄教授认为，中药治疗应遵循月经周期肾中阴阳变化规律，排卵前侧重于补肾阴活血，排卵后侧重于补肾阳活血，而在"的候"期，即排卵期着重选择一些以活血化瘀药为主的特色中药有助于排卵，如赤芍、丹参、牛膝、当归、川芎、桃仁、红花、泽兰等，在临床治疗中有较好疗效。

8.遵循周期，攻补兼施，调治不孕症

子宫内膜异位症导致不孕的根本原因在于瘀血阻塞胞脉、脉络，两精不能结合，以致不孕。然肾是先天之本，藏精之脏，既藏先天之精，又藏后天之精，为生殖发育之源，肾在主宰人体生殖功能方面起决定作用。黄教授认为，对内异症不孕者必须采取攻补兼施治疗，并应按月经周期不同时期来调治。卵泡期至排卵期以活血化瘀为主，参照癥瘕、痛

经的治疗，内服药与外治法合用，以利于松解粘连和结节、癥瘕的吸收，令盆腔血流改善。排卵后则应着重补肾滋肾，以利于孕卵的着床、发育，尤其在经前一周内，宜慎用活血化瘀药，也应避免使用灌肠、敷药等外治法，一旦确诊怀孕，则应及早补肾滋肾安胎。

五、预防调护

1. 预防

对有生育要求的妇女可鼓励受孕，因为妊娠对本病有一定程度的抑制作用，已婚而又无生育要求的妇女，则应做好避孕工作，以避免人工流产。取放宫内节育器等宫腔操作应严格在月经干净后 3 ~ 7 天进行，宫颈电灼等手术应在月经干净后 4 ~ 7 天进行，以减少子宫内膜碎片逆流及种植的机会。此外，包括原发性痛经在内的痛经患者，应及时求治，寻找病因，以免延误病情。对于一些先天性处女膜闭锁等阻碍经血外流的疾病，更应及时治疗。

2. 调护

生活调护注意经期、产褥期保健，避免此时感受外邪，避免经期剧烈运动。经期及月经前后三天内避免性生活。饮食调养方面注意经期前后忌食生冷寒凉之物，以免寒凝而使血瘀加重；经血量多或有内热者，应忌食辛辣香燥之品，如辣椒、咖喱、狗肉及虾、蟹、鲤鱼等"发物"之类，以防动血及蕴热更甚。精神调理方面，患者应注意保持心情舒畅，情绪稳定，尤其是以痛经为主要症状的患者，月经前后情绪的放松对于配合药物治疗以减轻疼痛非常有利，做到劳逸结合；加强体育锻炼，增强机体素质；对尚未生育、要求生育者，一方面鼓励妊娠，另一方面帮助患者减轻心理负担将有助于妊娠的成功。

六、典型医案

病案一

卢某，女，29 岁，初诊：2010 年 3 月 20 日。门诊号：61087578。

主诉：同居未避孕未孕 3 年余。患者结婚 3 年余，同居未避孕至今未孕。因右卵巢巧克力囊肿于 1 年前行剔除术，术后服用丹那唑（每天 0.4g）治疗半年，停药后未避孕至今仍未孕。诊见：头晕耳鸣，经潮时下腹隐痛，痛引腰骶，经量多，经色淡暗，夹小血块，伴肛门坠胀，夜尿频多。舌淡暗有小瘀点，苔薄白，脉沉细。西医诊断：①子宫内膜异位症；②原发性不孕。中医诊断：①癥瘕；②不孕症。证型：肾虚血瘀。治法：补肾调经，化瘀消癥。

根据月经周期不同阶段用药：①平时服处方：桂枝 10g，当归、赤芍、鳖甲（先煎）、续断各 15g，丹参 20g，菟丝子 30g，三棱、莪术、炙甘草各 6g。排卵后加紫河车 10g。每天 1 剂，水煎服。②经潮时服处方：当归、乌药、香附、枳壳各 12g，续断、补骨脂、白术各 15g，党参、金樱子各 30g，艾叶 10g。每天 1 剂，水煎服。治疗半年，痛经消失，月经正常，并已怀孕。

按语：内异症痛经是因具有功能的子宫内膜异位于宫腔之外所致，即中医学所谓"离经之血"，因而造成新血无以归经而瘀血不能排出之势。若瘀血畅行、块膜排出，则腹痛随之减轻。本例患者既往有内异症病史，经手术治疗后复发，故病程较长，治疗难以速效。黄教授予分阶段调治：非经期以化瘀消癥为主，以桂枝茯苓丸为基础方，加三棱、莪术、鳖甲以消癥散结；当归、赤芍、丹参以加强活血化瘀之力；佐以续断、菟丝子补肾调经。经期以止痛为主，予当归、艾叶活血温经止痛；乌药、香附、枳壳行气活血止痛；续断、补骨脂、金樱子补肾调经；党参、白术健脾益气以防病久耗伤气血。如此分期调治，循时用药，使瘀血融化内消，瘀散经调痛止，故可有子。

病案二

陈某，女性，40 岁，初诊：2016 年 3 月 12 日。

主诉：经行腹痛 3 年，月经量增多伴经期延长 1 年。

患者月经 12 岁初潮，32 天左右一潮，量偏多，7 天干净，无明显痛经。近 3 年来开始出现经行腹痛，并且逐渐加重，肛门坠胀，需服用止痛药物治疗，患者未重视。近 1 年月经量明显增多，色淡暗，夹血块，需日用 6 ～ 7 片卫生巾，湿透；伴经期延长，8 ～ 10 天方净。LMP：2016 年 3 月 1 日，量多，9 天干净。已婚育，G4P1（2006 年剖宫产）A3（人流 3 次，最后一次为 2009 年），避孕套避孕，无再生育要求。症见：面色淡而暗滞，易疲倦，少气懒言，非经期时有下腹隐痛，带下不多，纳差，眠可，大便偏烂，小便调，舌淡，边齿印，苔薄白，脉沉滑。妇检：外阴阴道正常，分泌物不多，宫颈轻度柱状上皮外移；子宫前位，增大如孕 2 月，活动一般，质硬，子宫后壁可触及多个触痛结节；双附件未及异常。辅助检查：2015 年 12 月 10 日外院 B 超提示子宫增大，子宫腺肌症、腺肌瘤形成可能。2015 年 12 月 2 日 CA125 92.97U/mL。性激素六项提示 FSH 9.24mIU/L，余项符合卵泡期水平。西医诊断：子宫内膜异位症。中医诊断：①痛经；②月经量多；③经期延长；④癥瘕。证型：气虚血瘀证。治法：健脾益气，活血消癥，化瘀止痛。方药：①非经期：三棱 10g，莪术 10g，醋鳖甲 15g（先煎），桂枝 5g，茯苓 30g，党参 20g，白术 15g，当归 15g，赤芍 15g，丹参 15g，全蝎 5g。共 14 剂。②经期：党参 20g，黄芪 20g，白术 15g，炙甘草 5g，金樱子 15g，益母草 30g，田七末 3g（冲服），血余炭 10g，香附

10g，五灵脂10g，蒲黄10g（包煎），延胡索10g。共7剂，每日1剂，水煎温服。

二诊：经期腹痛明显缓解，月经量多、经期延长等症稍好转，近期腰酸明显，舌淡红，边齿印，苔薄白，脉沉滑。方药：①非经期：三棱10g，莪术10g，醋鳖甲15g（先煎），赤芍15g，牡丹皮10g，丹参20g，浙贝母10g，鸡内金10g，桑寄生15g，珍珠母30g（先煎），山萸肉10g。共14剂，每日1剂，水煎温服。②经期：党参20g，黄芪20g，白术15g，炙甘草5g，续断15g，补骨脂15g，制何首乌30g，金樱子15g，益母草30g，阿胶15g（烊化），田七末3g（冲服），蒲黄10g（包煎），血余炭10g。共7剂，每日1剂，水煎温服。因患者为外地人，故未能来院行莪棱灌肠等治疗。经内服中药3个多月治疗后，患者平时的腹痛渐平，复查盆腔B超示子宫较前略缩小，月经来潮时有少许下腹胀痛，无须服用止痛药，经量、经期均恢复正常。

按语：本例患者子宫内膜异位症有痛经、月经过多、经期延长。既往有剖宫产及多次人流病史，冲任胞宫受损，耗伤正气，气不足则无力推动血行，渐成瘀血内阻，不通则痛，故经期腹痛，肛门坠胀，瘀血阻滞胞宫，日久成癥瘕，故见胞宫增大有结块；色暗淡、夹血块乃气虚瘀血之象；气虚则见面色淡而晦暗，神疲乏力，少气懒言；脾气亏虚则纳差便烂；舌淡，边齿印，苔薄白，脉沉滑均为气虚血瘀之象。治法分两步：就诊时为经净期，紧扣"瘀血阻滞胞宫、冲任"的病机，结合气虚的临证表现，宗益气活血、化瘀消癥以治本，以桂枝茯苓丸合举元煎加减，方中用党参、白术、茯苓益气健脾，当归、赤芍、丹参、三棱、莪术活血祛瘀消癥，桂枝温经行气通阳，鳖甲、全蝎软坚散结、破瘀消癥。在经期以化瘀止血、调经止痛为主，去丹参、三棱、莪术、鳖甲、全蝎、茯苓等破血渗利之品；加黄芪、三七末（冲服）合失笑散以加强益气血、化瘀止血，金樱子收涩止血，加延胡索、香附以理气止痛。二诊兼见肾虚之腰膝酸痛，加桑寄生、山萸肉以补肾益气；经期加首乌、阿胶等养血止血。如此辨证施治，分期而治，调经止痛，化瘀止血，缓消癥瘕，故而有效。

结语

子宫内膜异位症为妇科的疑难病，其病因病机较为复杂，离经之血蓄积于下焦所致的血瘀是本病系列症状、体征的发病之因。黄教授在多年临床实践中采用中医辨证论治方法，结合现代医学检测手段，以化瘀为主要治则，内服、外用多种治法综合治疗子宫内膜异位症，有效地调节免疫功能，降低血液黏稠度，改善局部微循环，祛瘀生新，散结止痛，对于内异症不孕患者可达到病去经调、任通冲盛而受孕的目的。对于破瘀散结之法，提倡遵循"大积大聚，衰其大半而止"的原则，时时顾护正气，避免猛攻峻伐。这样不仅痛经可除，而且月经调理正常，冲任二脉相资，胎孕自然而成。此外，临床运用活血化瘀法时，又当结合月经周期的特点以及患者体质的寒热虚实和病之久暂而遣方用药，临床疗效显著。

（王彦彦，梁齐桁，钟秀驰，陈桂芳）

参考文献

［1］顾舟霞.张萍青辨治子宫内膜异位症不孕临床经验［J］.浙江中医杂志，2012，47（8）：598.

［2］王瑞雪.邓高丕教授治疗子宫内膜异位症经验撷要［J］.广州中医药大学学报，2012，29（5）：587–589.

［3］徐传花.夏桂成治疗子宫内膜异位症所致痛经的经验［J］.中

国中医药信息杂志，2003，44（11）：814.

［4］景彦林．夏桂成辨治子宫内膜异位症不孕经验［J］．中医杂志，2011，52（21）：1822-1823.

［5］郭洁．名老中医辨治子宫内膜异位症经验举要［J］．中国全科医学，2008，11（18）：1696-1698.

［6］许丽绵，李坤寅，赵广兴．欧阳惠卿教授治疗子宫内膜异位症经验介绍［J］．新中医，2006（5）：6-7.

［7］郑玮琳，许明桃，曹立幸，等．司徒仪教授从"固本澄源"治疗子宫内膜异位性疾病相关血证经验举要［J］．时珍国医国药，2018，29（2）：445-447.

［8］贾科萍．试论子宫内膜异位症从肝论治［J］．中医文献杂志，2010（5）：38-40.

［9］侯建峰．高月平治疗子宫内膜异位症经验［J］．中医杂志，2007，48（5）：407.

［10］罗颂平．中医妇科学［M］．北京：人民卫生出版社，2016.

［11］中华医学会妇产科学分会子宫内膜异位症协作组．子宫内膜异位症的诊治指南［J］．中华妇产科杂志，2015，50（3）：161-169.

［12］Baboo Kalianee Devi，陈正云，张信美．子宫腺肌病患者药物治疗进展．浙江大学学报（医学版），2019（4）：142-147.

［13］黄健玲．妇科常见病［M］．广州：广东人民出版社，1996.

［14］朱敏，黄健玲．黄健玲教授治疗子宫内膜异位症经验简介［J］．新中医，2011，43（12）：140-141.

［15］袁红霞，黄健玲．黄健玲教授治疗子宫腺肌症的经验介绍［J］．求医问药，2012，10（7）：385.

［16］王小云，黄健玲．中医临床诊治妇科专病［M］．北京：人民

卫生出版社，2013.

第十三节　妇科恶性肿瘤

妇科恶性肿瘤为发生于女性生殖器官各个部位的肿瘤，临床上常见的主要包括子宫颈癌、子宫内膜癌、卵巢癌等，全世界每年都有许多新发病例，发病率仅次于乳腺癌，是引起妇女死亡的主要恶性肿瘤。

子宫颈癌（cervical cancer）是最常见的妇科恶性肿瘤，习称"宫颈癌"，指发生于子宫颈的恶性肿瘤，高发年龄为50～55岁，其组织学类型主要是鳞癌，腺癌次之。临床上采用国际妇产科联盟（FIGO）的临床分期标准，治疗上一般早期采用手术治疗，晚期采用放射治疗。自20世纪50年代以来，由于宫颈癌三阶梯筛查的普遍应用，使该病得以早期发现及治疗，其发病率和死亡率已有明显下降。

子宫内膜癌（endometrial cancer）为发生于子宫内膜的一组上皮性恶性肿瘤，以来源于子宫内膜腺体的腺癌最为常见，异常阴道流血为最常见的症状，诊断性刮宫为最常用的诊断方法，确诊需要组织学诊断，按分化程度分为3级，分级越高，预后越差。早期首选手术治疗，根据有无影响预后的高危因素选择辅助放化疗治疗；晚期采用手术、放射、药物等综合治疗。该病占女性生殖道恶性肿瘤的20%～30%，平均发病年龄为60岁，50岁以上的妇女占了75%，近年发病率在世界范围内呈上升趋势。

卵巢癌（ovarian cancer）包括上皮性卵巢癌、生殖细胞肿瘤和卵巢间质肿瘤，发病率居妇科恶性肿瘤的第三位，其中以上皮性卵巢癌最为常见。随着年龄的增长，卵巢癌发病率逐渐增加，高发年龄为40～79岁，即更年期及绝经期妇女多见。由于卵巢位于盆腔深部，早期病变不易发现，晚期病例也缺乏有效的治疗手段，因此卵巢癌的死亡率占妇科恶性肿瘤之首，针对卵巢癌，手术是主要治疗手段，术后应根据其组织学类型、手术病理分期等决定实施辅助性化疗，近年来，卵巢癌的发病率也有逐渐上升的趋势。

其他妇科恶性肿瘤还包括妊娠滋养细胞肿瘤、子宫肉瘤、输卵管癌、外阴癌等，但发病率均较低。有报道称，子宫肉瘤占子宫体恶性肿瘤的1%～6%，但恶性程度高，预后差。

中医古籍中无妇科恶性肿瘤的直接病名描述，但许多描述与其临床表现特点很类似，属于中医学的"癥瘕""石瘕""五色带""崩漏""经断复来"等范畴。

一、对病因病机的认识

黄教授认为，妇科恶性肿瘤的发生、发展是一个邪实正虚的过程，在局部表现多为邪实，而患者整体的表现多为正虚，属虚实夹杂证。正如《医宗必读·积聚》有云："积之成也，正气不足，而后邪气踞之。"提出正气虚在妇科恶性肿瘤的发生中起重要作用。黄教授认为，妇科恶性肿瘤多为早婚多产、房劳过度、长期忧思郁怒、七情内伤致脏腑功能失调，正气尤其是脾肾之气受损；或伴房事不洁，或经期、产后摄生不慎，外感六淫，痰浊、湿热瘀毒内攻，暗耗气血，败坏脏腑，致冲任、胞宫、胞脉受损，痰浊、湿热毒邪瘀结于子门、胞宫、胞脉所致。黄教授认为，妇人情志多郁，我们临床上发现妇科恶性肿瘤的患者大多家庭有变故，丧偶、离异比较多见，所以妇科恶性肿瘤的一个很重要的病机即为肝郁气滞，气滞血瘀，气机壅滞，血行不畅，瘀阻冲任、胞宫、胞脉、子门等为患。同时妇人经孕产乳数脱血，素体阴血不足，肝血不足，年过五七肾气亦不足，肝肾不足，肝肾阴虚，阴虚生内热，积热成毒，热毒内侵，蕴结冲任、胞宫、胞脉、子门等而成此病。同时岭南地区气候潮湿，易感湿邪，湿性缠绵，易生难祛，水湿内蕴，聚而成痰；或湿蕴化热，热毒内生，痰湿热毒入侵，与血搏结，瘀阻冲任胞宫、胞脉而发病。再则，平素劳倦过度，多产房劳，损伤脾胃，脾肾阳虚，水湿内停，湿浊壅阻任带、胞脉，日久亦发为该病。故临床上应根据患者的具体情况、身体强弱、正气盛衰综合分析以决定或攻或补，或先攻后补，或先补后攻，或攻补兼施，力求做到"扶正不忘祛邪，祛邪而不伤正。"

同时，妇科恶性肿瘤为医学界的疑难重症，治疗上不主张单纯中医中药治疗，需中西结合，根据疾病的期别早晚来决定选用手术、放疗、化疗等现代医学手段，而无论手术还是放化疗，均属于广义上的"攻邪"范畴，中医中药在治疗此类患者时，尤为重视顾护正气。妇科恶性肿瘤患者术后多需辅助放化疗，化疗后患者多表现为疲乏、纳差、恶心呕吐、脱发、面部潮红、口干、身热等不适，刘完素有曰"诸呕吐、身热、痞滞、食不下、咽干、昏瞀，皆属火热"，化疗后恶心呕吐为常见症状，黄教授认为化疗药物扰乱机体气血，损伤脾胃功能，胃气不降而致。且若病久可及肾，正气进一步受损，从而发生骨髓造血功能抑制，白细胞下降，导致患者免疫力的下降。黄教授认为，在围手术期及围放化疗期间，中医中药通过整体辨证论治，主要以扶正为主，佐以祛邪。一方面可提高机体的免疫能力以抗肿瘤生长；另一方面可减少化疗、放疗所致的副反应，使机体能耐受全疗程的化疗、放疗。早期患者可完全恢复如常人，即使是中晚期患者也可以延缓复发，或带瘤生存，提高生活质量，延长生存期。

二、辨证论治

妇科恶性肿瘤是目前医学界的疑难重症，治疗上更应该是一个复杂的系统工程，需重视中西医同治，以手术、放疗、化疗攻癌为主，可辅以中药攻伐之品以攻癌。同时，中医中药可在现代医学治疗手段的同时起"增效、解毒"的主要作用，在现代医学治疗手段的不同阶段辨证施治，以达到"扶正祛邪"的目的，从而取得治疗的最终成功。

（一）围手术期的辨证论治

1. 术前治疗

妇科恶性肿瘤病情各异，术前的治疗主要目的为改善患者的一般状况，以利于手术进行。黄教授认为，临床上常见的术前有两种情况：一是气虚血瘀，二是气滞血瘀。考虑手术为祛邪大法，故术前治疗对于前者主要以益气补血扶正为主，而对于后者主要为行气疏导，以利于接受手术。

（1）气虚血瘀证

主症：不同的妇科恶性肿瘤的局部表现不同，或阴道流血量多如注或淋漓不断，或腹部肿物，或胀或痛，面色少华，神疲乏力，动则尤甚，易疲倦，易汗出，胃纳欠佳，大便溏。舌质淡暗，有瘀点瘀斑，苔白，脉弦细涩。

治法：益气健脾，活血化瘀。

方药：四君子汤（《太平惠民和剂局方》）加减。

党参20g，白术15g，茯苓15g，炙甘草6g，黄芪20g，山药15g，陈皮6g，丹参20g，莪术10g，鸡血藤20g。

方解：方中四君子汤党参、白术、茯苓、炙甘草为补气名方，具有补气、益气健脾之效；加用黄芪、山药更增益气补气之力。方中加陈皮以行气健脾；丹参、莪术、鸡血藤行气活血消癥。诸药共用，共奏益气活血之力。

加减：若睡眠欠佳，可易黄芪为五指毛桃以防温燥太过，扰乱心神；若合并阴道出血量多者，去丹参、莪术等活血动血之品，改用首乌、蒲黄、田七、血余炭以养血活血，化瘀止血。

（2）气滞血瘀证

主症：腹部肿物，胀满疼痛；或伴阴道流血，血色紫暗夹有血块；或恶心呕吐，纳呆便秘，情志抑郁，胸闷不舒，善太息。舌质紫暗或有瘀斑，苔薄白，脉弦涩。

治法：疏肝行气，活血化瘀。

方药：柴胡疏肝散（《景岳全书》）加减。

柴胡15g，赤芍15g，丹参20g，陈皮5g，香附15g，枳壳15g，厚朴15g，郁金15g，莪术10g，大腹皮15g。

方解：肝主疏泄，性喜条达，《内经》有言"木郁达之"，气为血帅，气行血行，气滞血瘀，故治宜疏肝理气之法。方中柴胡功善疏肝解郁；香附理气疏肝止痛，行气止痛，助柴胡以解肝经之郁滞，并增止痛之效；赤芍、丹参活血化瘀消癥；佐以陈皮、枳壳理气行滞；芍药、甘草养血柔肝，可缓急止痛；酌加郁金增强疏肝理气之力，莪术增强活血化瘀之力，厚朴、大腹皮理气行滞，共奏疏肝行气、活血止痛之功。

加减：若夜眠欠佳，可加茯神、珍珠母以增安神助眠之力；阴道出血量多者，去莪术，加田七、蒲黄炭以增化瘀止血之力。

2. 术后第一阶段：腑气未通

（1）实证：气滞腑气不通证

主症：术后未矢气，无大便，腹胀满痛；伴发热，口干，小便黄。舌质红，苔黄腻，脉弦数。

治法：行气通腑。

方药：小承气汤（《伤寒论》）加减。

大黄 10g（后下），川朴 15g，枳实 15g，莱菔子 15g，大腹皮 15g。

方解：方中大黄泻下攻积，清热泻火；枳实破气消积，化痰散痞；厚朴行气消积，燥湿除满；加用莱菔子降气消食除胀，大腹皮行气宽中。诸药合用，共奏行气通腑之力。

若夹湿热而见发热，口干口苦，小便黄，舌质红，苔黄腻者，加赤芍、牡丹皮、泽泻、车前子。

（2）虚证：气虚腑气不通证

主症：术后未矢气，无大便，腹软；伴神疲乏力，气短懒言，口淡。舌质淡，苔白，脉细滑。

治法：益气通腑。

方药：四磨汤（《重订严氏济生方》）加减。

党参 15g，槟榔 15g，沉香 5g，乌药 15g。

方解：方中槟榔、沉香行气降逆；乌药顺气兼活血止痛；党参益气固中以防伤气。

若夹痰湿而见口中有痰，胸闷欲呕，舌质淡胖，苔白腻者，加陈皮、法夏、白术、砂仁。

3. 术后第二阶段：术后患者已排气排便

（1）脾虚证

主症：术后患者已排气排便，但正气未盛，术口隐痛；神疲乏力，少气懒言，纳呆便溏。舌质淡，苔白，脉细弱。

治法：益气健脾。

方药：陈夏六君子汤（《医学正传》）加减。

党参 15g，白术 15g，云苓 15g，炙甘草 6g，陈皮 10g，法半夏

15g。

方解：方中党参、白术、茯苓、炙甘草益气健脾，燥湿和中；加用陈皮、法半夏行气化痰。

若腰腹冷痛者，加杜仲、乌药温肾止痛；心悸失眠者，加用酸枣仁、柏子仁宁心安神。

（2）脾虚湿瘀证

主症：术后已排气排便，正气未复，疲倦，少气懒言；纳呆便溏，四肢不温或浮肿。舌淡苔白或腻，脉缓弱。

治法：健脾化湿，活血化瘀。

方药：参苓白术散（《太平惠民和剂局方》）加减。

党参15g，茯苓15g，白扁豆15g，山药15g，炙甘草5g，莲子15g，桔梗10，砂仁10g（后下），炒薏苡仁20g，鸡血藤20g，丹参15g。

方解：方中党参、白术、茯苓益气健脾渗湿；配伍山药、莲子助君药以健脾益气，兼能止泻；并用白扁豆、炒薏苡仁助白术、茯苓以增强健脾渗之力；更用砂仁醒脾和胃，兼行气化滞；桔梗宣肺利气，通调水道，又能载药上行，培土生金；炙甘草健脾和胃，调和诸药；加用鸡血藤、丹参活血化瘀，同时补血养血。

若咽中不适，喉中有痰，可加陈皮、法半夏以增行气化痰之力。

（3）气滞血瘀夹湿热证

主症：术后已排气排便，发热，口干口苦，腹部胀满，小便黄短，大便干结或溏泄。舌质暗红，苔黄厚腻，脉弦数。

治法：清热利湿，行气化瘀。

方药：活血化湿方（自拟方）。

赤芍15g，牡丹皮15g，丹参15g，泽泻15g，车前子15g，厚朴

15g，枳实 15g。

方解：赤芍、牡丹皮、丹参清热活血；泽泻、车前子清热利湿；厚朴、枳实行气通腑泄热。

若热甚而见发热不退，口干口苦，小便黄，舌质红，苔黄者，加金银花、连翘；若夜寐不安，加首乌藤、酸枣仁；若见阴道少量出血，加地榆、旱莲草、仙鹤草；若下肢疼痛，加延胡索、三七；若尿频尿涩痛，加金钱草、猪苓。

（4）气阴两虚证

主症：术后已排气排便，出现口干舌燥，大便干结，食少。舌光红无苔，脉细。

治法：益气养阴生津。

方药：生脉散（《医学启源》）合增液汤（《温病条辨》）加减。

太子参 20g，麦冬 15g，五味子 10g，玄参 15g，生地黄 20g。

方解：方中太子参甘温，益元气，补肺气，生津液，益气养阴；麦冬甘寒养阴清热，润肺生津；太子参、麦冬合用；五味子酸温，可生津止渴；玄参性咸寒润下，善滋阴降火，养阴润燥生津；生地黄滋阴壮水，清热润燥。诸药合用，共奏益气养阴生津之力。

（二）围放化疗期的辨证论治

1. 脾胃气虚证

主症：妇科恶性肿瘤放化疗后而见自觉疲倦乏力，头晕，纳呆，恶心，呕吐。舌质淡，苔白，脉细弱。

治法：益气健脾养胃。

方药：香砂六君子汤（《古今名医方论》）加减。

党参 15g，白术 15g，茯苓 15g，法半夏 10g，陈皮 10g，木香 10g（后下），砂仁 10g（后下），炙甘草 6g，山药 15g。

方解：党参、山药益气健脾；白术、法半夏、茯苓健脾化湿；陈皮、砂仁健脾行气养胃；木香行气和胃。

加减：若呃逆明显，可加苏梗行气；大便秘结者，可加入玄参、火麻仁润肠通便；失眠多梦者，可加入夜交藤、酸枣仁安神；头晕乏力者，可加黄精、熟地黄养血。

2. 肝胃不和证

主症：妇科恶性肿瘤放化疗后而见食欲不振，胃脘饱胀，胸胁窜痛，善太息，情志抑郁易怒，或嗳气，脘腹胀满。舌淡，苔白，脉弦。

治法：疏肝理气和胃。

方药：逍遥散（《太平惠民和剂局方》）加减。

白芍 15g，白术 15g，炙甘草 5g，柴胡 10g，茯苓 20g，生姜 10g，当归 10g。

方解：柴胡、白芍疏肝理气；白术、茯苓健脾和胃；当归、白芍养血柔肝；生姜温胃和中；炙甘草益气补中。

加减：口干口苦者，加牡丹皮、旱莲草清热；面色萎黄，疲倦乏力者，加太子参、黄芪、山药益气健脾。

3. 气阴两虚证

主症：妇科恶性肿瘤放化疗后而见神疲乏力，气短懒言，头晕目眩，口干咽燥，面色萎黄或暗滞，胸闷作呕，纳呆便溏，夜寐不安。舌质嫩红，少苔，脉细缓或细数。

治法：益气养阴，扶正祛邪。

方药：香砂六君子汤加减。

太子参 30g，白术 15g，茯苓 20g，炙甘草 5g，黄芪 30g，薏苡仁 30g，山药 20g，白芍 15g，陈皮 5g，砂仁 10g（后下），灵芝 15g。

方解：方中用太子参、白术、茯苓、炙甘草、黄芪益气健脾；白芍、山药滋阴养血益精；薏苡仁、陈皮、砂仁健脾益气，和胃止呕；灵芝扶正，提高机体免疫力。

加减：骨髓抑制白细胞下降者，可加黄精、鹿角胶以养血益精升白细胞；骨髓抑制血小板下降者，可加花生衣以止血、升血小板；肾阴不足，潮热汗出者，可加女贞子、山茱萸以滋肾养阴；失眠多梦者，可加酸枣仁、夜交藤以养心安神；大便秘结者，可加生地黄、玄参、火麻仁以润肠通便。

4. 脾肾不足证

主症：妇科恶性肿瘤放化疗后而见疲倦乏力，脱发，畏寒肢冷，腰膝酸软，汗出多，腹胀，便溏，纳呆，或久泻久痢，小便清长或夜尿多。舌质淡胖或有齿印，苔薄白或白滑，脉沉细或沉迟无力。

治法：温肾健脾，益气养血。

方药：健脾补肾方（自拟）。

党参 30g，黄芪 30g，白术 15g，茯苓 20g，炙甘草 5g，砂仁 9g（后下），黄精 15g，鹿角霜 15g，桂枝 10g，淫羊藿 15g。

方解：方中党参、黄芪、白术、茯苓健脾益气；桂枝、鹿角霜、黄精、淫羊藿温肾养精血；砂仁健脾行气；炙甘草调和诸药。

加减：尿频明显、小便不畅者，可加巴戟天、覆盆子以加强补肾固肾；恶心呕吐者，可加法半夏、陈皮以降逆止呕；久泻便溏者，可加补骨脂、木香以温补脾止泻；汗出多者，可加浮小麦、糯稻根敛汗。

5. 肝肾阴虚证

主症：妇科恶性肿瘤放化疗后而见胸胁胀痛，头晕耳鸣，腰膝酸软，五心烦热，形体消瘦，面色潮红，面部烘热，盗汗，目眩，口干咽燥，失眠多梦，大便干结，脱发。舌红、苔少、脉弦细或细数。

治法：滋阴补肝肾。

方药：知柏地黄汤（《医宗金鉴》）合二至丸（《证治准绳》）加减。

山萸肉 10g，茯苓 20g，山药 15g，旱莲草 15g，女贞子 15g，生地黄 20g，黄柏 10g，知母 10g，泽泻 15g。

方解：生地黄滋阴补肾；山萸肉补肝肾；山药补益肾气；泽泻利湿泄浊；茯苓健脾化湿；黄柏、知母清热泻火；旱莲草、女贞子滋阴补肾。

加减：纳呆者，加砂仁，眠欠佳者，加酸枣仁；便秘者，加生地黄、玄参；白细胞、血小板低，可加鹿角霜、乌豆衣。

（三）肿瘤晚期或复发的辨证论治

黄教授认为，妇科恶性肿瘤晚期或复发为机体整体属虚、局部属实的疾病。治疗上主张以补虚为主，佐以祛实邪，强调通过调补阴阳，使机体恢复到平衡状态，自拟扶正消瘤方。

主症：肿瘤晚期或复发患者见面色萎黄，形体消瘦，疲倦乏力，胃纳差，头晕等恶病质表现。舌淡暗，苔薄白或白，脉细或沉细。

治法：益气健脾化湿，活血化瘀消癥。

方药：扶正消瘤方（自拟）。

党参 30g，白术 15g，黄芪 30g，茯苓 20g，炙甘草 5g，薏苡仁 30g，白花蛇舌草 15g，莪术 10g，三棱 10g，鳖甲 15g，全蝎 5g。

方解：党参、白术、黄芪、山药益气健脾；茯苓、薏苡仁健脾化湿；三棱、莪术、鳖甲活血化瘀消癥；白花蛇舌草清热抗肿瘤；全蝎攻毒散结；炙甘草调和诸药。

加减：若睡眠欠佳，可加首乌藤安神；免疫力低下，可加鹿茸；腹胀，可加厚朴、大腹皮行气通腑。

三、特色疗法

（一）吴茱萸炒粗盐热敷腹部

主症：肿瘤术后腑气不通，脾胃虚寒所致的胃脘疼痛、腹冷泄泻、呕吐等症状。

治法：温经止痛，行气通腑。

用法：将250g吴茱萸与250g粗盐加热至60～70℃后装入布袋，将药袋放到患处或相应穴位处用力来回推熨，以患者能耐受为宜。力量要均匀，开始时用力要轻，速度可稍快，随着药袋温度的降低，力量可增大，同时速度减慢。药袋温度过低时，及时更换药袋或加温。每次30分钟，每日1～2次。年老及感觉障碍者，药熨温度不宜超过50℃。操作中注意保暖。

（二）电针足三里穴

主症：肿瘤术后肠粘连、肠梗阻。

治法：调理脾胃，补中益气，行气通经活络。

用法：消毒穴位后进针，电针仪通电，调节输出电位器至0，输出导线连接毫针针柄上。开启电源，选择适当波型，慢慢旋转电位器由小至大逐渐调节输出电流到所需值。

（三）中药沐足

主症：肿瘤患者精神紧张、焦虑，或围手术期睡眠欠佳，围放化疗期恶心、呕吐等。

治法：健脾养血，养心安神。

用法：将中药煎剂或中药免煎颗粒（常用养血安神方或健脾养血方）倒入容器盆中加热水，调节水温至夏天38～41℃、冬天41～43℃；取沐足器，套上一次性塑料袋，将配制好的中药沐足液倒入沐足器中，协助患者双足浸入中药沐足液中，沐足液以浸过双足踝关节为宜，时间一般为 20～30 分钟，可以每日 1 次或每日 2 次。沐足过程中，可多按摩双足趾和足心。常选的穴位有然谷、涌泉、阿是穴及足底跟部。

（四）子午流注开穴治疗

主症：肿瘤患者失眠、头痛，化疗后恶心呕吐、术后腹胀等。

治法：鼓动经气，疏经通络，从而调和阴阳、益气活血。

用法：正确取穴位，贴电极片于腧穴上，调节合适强度，设置治疗时间 20 分钟，每日 1～2 次。

（五）围放化疗期间火龙灸治疗

主症：恶性肿瘤术后患者经多次放化疗，脾肾之气渐虚，免疫力低下，脾肾阳虚者。

治法：火龙灸。具有温肾助阳、温经散寒、活血止痛、补气养血等功效。

用法：选择合适体位，充分暴露施灸部位，在施灸部位的四周，平铺干治疗巾，将用中药浸泡好的纱布条取出，摆放在施术部位上，然后再铺盖 4～6 层温湿治疗巾，用 20mL 注射器抽取 95% 酒精 20mL，缓慢而均匀、自上而下地在治疗巾上喷洒酒精，用止血钳夹持酒精棉球点燃施灸部位的酒精，患者有温热感时，立刻用湿毛巾从侧面扑灭火龙，停留约 10 秒钟后，用手由上至下轻按局部，以加强温热感，这是一个治疗循环。

（六）围放化疗期间情志治疗

人的情志有五，即喜、怒、思、悲、恐，与五脏相关。恶性肿瘤患者易出现暴躁、悲哀、绝望、抑郁等情绪，不利于机体的康复，更不利于患者配合医师顺利完成放化疗等治疗。黄老师注重治疗期间与患者充分沟通，让患者对疾病有客观的认识，主动地调整自身情绪，树立战胜疾病的信念，从而积极配合医师的长期治疗。

（七）围放化疗期间饮食调养

黄教授认为，妇科恶性肿瘤患者围放化疗期间要根据自己体质辨证施膳，更好地提高机体免疫力，抵抗外邪。

1. 花旗参炖瘦肉

花旗参 15g 加入瘦肉炖服，用于恶性肿瘤放化疗后伤阴耗气者，可滋阴益气。

2. 鹿茸炖瘦肉

鹿茸 5g 炖瘦肉服用。适用于恶性肿瘤放化疗后疲倦乏力，骨髓抑制患者，可补肾气，扶正祛邪。

3. 陈皮佛手粥

陈皮 5g，佛手 10 ～ 15g，煎汤取汁，加入大米中煮粥同吃。适用于恶性肿瘤放化疗后恶心呕吐，胸闷不适。

4. 人参茯苓粥

人参 15g，茯苓 15g，麦冬 10g，粳米 50g。具有健脾和胃功效。适用于恶性肿瘤术后放化疗后脾胃虚弱，气阴不足患者。

5. 虫草炖瘦肉

冬虫夏草 3 ～ 4 条，瘦肉 50g 炖服，用于恶性肿瘤放化疗期间及恢复各期。

6. 海参炖瘦肉

经炮制海参一条，加瘦肉 50g 炖服，用于恶性肿瘤放化疗期间及恢复各期。

（八）围放化疗期间养生锻炼

恶性肿瘤患者围放化疗期间抵抗力弱，易感受外邪侵袭。平时既要注意休息及防寒保暖，同时也要进行适当的锻炼。但由于患者体质虚弱，要避免剧烈运动，以免耗气伤精。黄教授多建议患者早睡早起，作息规律，养身锻炼适当选择太极拳、八段锦等，刚柔并济，强度适中，利于恢复人体正气，提高免疫力，促进患者机体的恢复。

四、诊治要点与用药特色

（一）诊治要点

1. 手术及放化疗期间着重扶正培本为主

黄教授认为，妇科恶性肿瘤是现代医学的疑难重症，属于中医学的"恶疾"，对妇女的身心健康危害甚大，以致很多人谈"癌"色变。黄教授认为，对于此类疾病，临床上需中西医综合治疗，病灶局部多为邪实，而患者整体的状况多是正虚，故治疗上需要将扶正与祛邪、攻与补有机结合起来。早期多选择手术治疗以去除病灶，术后根据病理结果是否存在高危因素以进一步辅助放化疗攻癌；在围手术期、围放化疗期抓准切入点，利用中医中药以扶正固本、增效解毒。比如在围手术期，术前注意益气养血、调补阴阳以增强体质，安全渡过手术；术后早期应用中医中药及特色疗法积极促进术后胃肠功能恢复，术后第二阶段腑气已通后继续辨证用药以进一步促进术后恢复。而在围放化疗期，则利用中医中药以减轻放化疗副作用，起增效解毒作用。

2. 标本兼治，攻补兼施，分清标本缓急以施治

黄教授认为，妇科恶性肿瘤患者的病机多为本虚标实。早期可表现为正气尚足，越到后期，尤其是经过手术及放化疗的打击，正气更虚，故中医治疗上需标本兼治，补虚以治本，攻邪以治标，攻补兼施，分清其标本缓急，辨证用药，总原则不外扶正、攻邪两端。治疗大法以益气养阴、活血化瘀、软坚散结为主，佐以理气或清热。根据患者体质强

弱，病程长短，酌用攻补，并要遵循"衰其大半而止"的原则，不可一味地猛攻，以免损伤元气。同时切不可夸大中医中药对于恶性肿瘤的治疗作用，能手术者应考虑手术治疗；该放疗、化疗时，务必劝其及时放化疗；中医中药在围手术期或围化疗期则体现增效减毒，促进机体快速康复等作用。

（二）特色用药

1. 益气健脾，宜用党参、白术、黄芪

黄教授认为，"久病必虚"，妇科恶性肿瘤病程较长，正虚尤其是脾气亏虚多为其根本。在临证时，黄教授强调需根据本病"本虚标实"的病因病机，在整个治疗的过程中均需固护正气。扶正一方面是为了扶益本源，调动人体本身的抗病能力；另一方面也是为了祛邪，所谓"养正则邪自安"，正气足则可以抗邪外出。在扶正益气这一方面，黄教授尤其重视益气健脾的作用，故临证时多用黄芪、党参、白术以固护脾气，以达扶正祛邪之目的，也是"四季脾旺不受邪"观点的应用。

2. 补血养血，多用黄精、白芍、何首乌、鸡血藤

黄教授认为，妇科恶性肿瘤患者经过手术或放化疗等治疗后，除耗伤正气外，多会导致气血俱虚，故除益气外，尚需补血养血。补血养血方面，黄教授喜欢用黄精、白芍、首乌及鸡血藤。其中黄精性平味甘，功效补气养阴、健脾、润肺、益肾，主治精血不足，腰膝酸软，须发早白；白芍味苦、酸，性微寒，归肝、脾经，善养血调经、敛阴止汗、柔肝止痛；何首乌性微温，功用补益精血，亦为补血良药；鸡血藤苦、甘，性温，善活血补血、调经止痛、舒筋活络，在补血之中尚可活血，使补而不滞。同时黄教授认为，气血同源，气可生血，气为血帅，故补血时需不忘同时予补气，方能更好达到补血的效果。

3. 补肾填精，善用鹿角胶、鹿角霜、黄精、菟丝子、巴戟天

黄教授认为，妇科恶性肿瘤患者多为围绝经期或绝经后多发，此时患者天癸将竭或已竭，肾精不足，加之手术及放化疗均极大耗伤肾气，致肾精亏虚。治疗上需注意适当填精补肾，尤其是针对放化疗后骨髓抑制的患者，通过填精补肾可改善骨髓抑制的情况，黄教授喜欢用鹿角胶或鹿角霜、黄精、菟丝子及巴戟天等药物。其中鹿角胶、鹿角霜性温，味咸、涩，归肝、肾经，善温肾助阳、收敛止血，可生阳气、补精髓；菟丝子善补益肝肾、固精缩尿，可明目止泻；巴戟天可补肾阳，强筋骨，祛风湿。黄教授治疗妇科恶性肿瘤肾精不足时，或选用其中一两味，或诸药合用，共奏益肝肾、填精髓等作用，往往能取得良好的效果。

4. 消癥解毒抑瘤，宜用半枝莲、莪术、白花蛇舌草、三棱、全蝎

黄教授一直强调，妇科恶性肿瘤为当今医学的疑难杂症，治疗上需强调综合治疗，需以西医治疗为主导，中医药治疗可贯穿于西医治疗的各个阶段，起增效解毒的作用。西医的手术及放化疗等各种治疗方法均为"攻癌"为主，属于中医广义上"攻邪"大法的应用，而中医中药贯穿其中的治疗则多以扶正为主，或补益气血，或补益肝肾填精为主，但在晚期恶性肿瘤或肿瘤复发时，此时需加用消癥解毒抑瘤之品，黄教授多选用半枝莲、莪术、白花蛇舌草、三棱、全蝎。其中半枝莲性平，可清热解毒、活血化瘀、消肿止痛，现代医学研究证明其有抗癌之功效，可治疗子宫颈癌等多种癌症；莪术性温，归肝、脾经，可行气破血、消积止痛，可用于治疗癥瘕瘤痞块；白花蛇舌草性寒，功善清热解毒、利湿通淋，对于肿瘤合并热象者适宜；三棱味苦性平，归肝脾经，善破血行气、消积止痛；全蝎归肝经，可通络止痛、攻毒散结，但因其为虫类药物，过敏体质者需注意慎用。黄教授认为，临床上应用此类药物时，需注意与扶正药物同用。因妇科恶性肿瘤者虽合并标实，但本虚多为其本，治标时切勿忘本，标本同治方获良效。

五、预防调护

妇科恶性肿瘤多病因复杂，除子宫颈癌已明确其病因外，其余恶性肿瘤尚未能完全明确其病因，故多难以有特异性预防措施。但根据患者经带产乳等生理特点，平时在经期及产褥期要特别注意摄养。如严禁房事、保持外阴和阴道清洁、心情舒畅、情绪稳定，切忌忧思烦怒；注意保暖，避免受寒，劳逸适度，开展卫生宣教；饮食宜高蛋白、富含维生素 A，忌高胆固醇食物，忌食辛辣生冷刺激食物，保持正气充足，气血顺畅。同时要重视每年常规妇科检查及 B 超检查，查 CA125、HE4 以监测，对于卵巢癌高危人群宜服避孕药预防，对于乳腺癌、胃肠癌的患者应密切随访以评估有无卵巢转移。任何年龄的妇女，如有阴道异常出血、异常分泌物或下腹不适，宜及时就诊。

针对子宫内膜癌的预防，需重视对绝经后妇女阴道流血和绝经过渡期妇女月经紊乱的诊治，正确掌握雌激素应用指征及方法，对有高危因素的人群，如肥胖、不育、绝经延迟、长期应用雌激素及他莫昔芬等，应密切随访或监测。加强对林奇综合征妇女的监测，建议在 30～35 岁后开展每年一次的妇科检查、经阴道超声及内膜活检，甚至建议在完成生育后可预防性切除子宫和双侧附件，但这类措施对患者生存的最终影响尚不清楚。

宫颈癌的病因明确，筛查方法较完善，是一个可以预防的肿瘤。可通过普及、规范子宫颈癌筛查（二级预防），早期发现 CIN，并及时治疗高级别病变，阻止宫颈浸润癌的发生。广泛开展预防子宫颈癌相关知识的宣教，提高接受子宫颈癌筛查和预防性传播性疾病的自觉性。条件成熟时推广 HPV 疫苗注射（一级预防），可通过阻断 HPV 感染，预防子宫颈癌的发生。

总的来说，对于妇科恶性肿瘤的预防，需注意平时生活方式、定期体检，尤其是高危人群，一旦发现异常及时处理，争取早治疗。

六、典型医案

病案一

患者，翟某，女，57 岁，家政人员，因"发现宫颈病变 9 天"入住我院。其 9 天前在当地医院体检行宫颈 TCT 提示 HSIL，高度怀疑为鳞状细胞癌，HPV16 亚型阳性；进一步完善阴道镜检查病理结果提示：宫颈 3、7、9、12 点高级别上皮内瘤变 /CIN Ⅲ，免疫组化 P16$^+$、Ki67（约40%），患者为求进一步诊治入住我科。入院时，患者神志清楚，精神稍紧张，面色少华，易疲倦，时有腰酸，纳欠佳，眠尚可，大便偏烂，小便调。舌质淡暗，边有齿印，苔白，脉弦细。入院后根据辨证为脾虚湿瘀互结，中药处方如下：党参 20g，白术 15g，炙甘草 5g，茯苓 15g，黄芪 15g，山药 15g，陈皮 10g，炒薏苡仁 20g，丹参 15g。每日 1 剂，水煎温服，同时嘱其注意放松心情。入院后第二天子宫颈锥切术，术后病理结果为宫颈鳞状细胞癌，分期为 IA2 期。入院第 8 天予腹腔镜下子宫次广泛根治性切除术 + 双侧输卵管卵巢切除术 + 盆腔淋巴结清扫术。

术后第一天，患者觉精神疲倦，轻微腹胀，少许恶心欲呕，术口疼痛可忍，术后未矢气，未解大便，眠欠佳，舌淡暗，苔白，脉细。查体：生命体征正常，心肺听诊未及异常，全腹尚软，术口周围轻压痛，无反跳痛，肠鸣音偏弱约 2 次 / 分，双肾区无叩击痛，双下肢足背动脉搏动良好，腓肠肌无压痛。辨证属腑气不通。中药处方：槟榔 10g，人参 9g，乌药 15g，沉香 5g，桃仁 15g，砂仁 6g，鸡血藤 20g。每日 1

剂，水煎温服，同时配合吴茱萸热罨包温敷腹部，电针双侧足三里。

患者术后第一天下午即矢气，精神亦较前好转。连服2天，患者大便已解，腑气已通，查体肠鸣音恢复正常。刻下患者精神稍疲倦，面色少华，乏力，动则尤甚，胃纳欠佳，眠一般，大便偏烂，留置尿管，引出尿液澄清，尿量可，舌质淡暗，边有齿印，苔白腻，脉弦细略滑。辨证属于脾虚湿瘀互结，中药处方予参苓白术散加减。处方如下：党参15g，白术15g，茯苓15g，炙甘草5g，白扁豆15g，陈皮10g，山药15g，莲子15g，砂仁5g（后下），炒薏苡仁20g，丹参20g，鸡血藤20g，厚朴15g。每日1剂，连服3剂。

患者精神可，面色较前红润，乏力感消失，时有腰酸，舌淡暗，舌苔白，腻苔消失，脉弦细。中药于上方中去厚朴、炒薏苡仁，加用桑螵蛸15g，益智仁15g，再服3剂。

患者诸症消失，拔除尿管后出院，返当地进一步行放疗。

按语： 缘该患者发现宫颈病变入住我院，入院前已高度怀疑为宫颈恶性肿瘤，平素家政工作较劳累，且年近六旬，脾肾之气已衰。入院时精神较紧张，面色少华，易疲倦，胃纳欠佳。结合其舌脉，一派脾虚之象，兼夹湿瘀。术前主要以益气健脾扶正为主，予四君子汤加黄芪、山药以大补脾气以扶正为主；同时酌加陈皮行气燥湿，炒薏苡仁健脾化湿，丹参养血活血，共奏益气健脾、活血化瘀之力，为接下来的大手术做好准备。而术后则分阶段论治：术后第一阶段患者腑气未通，故以通腑为主。黄教授认为，术后腑气不通有虚实两种，需注意鉴别。该患者术后一派气虚之象，属气虚腑气不通，故治疗上以益气通腑为主，予四磨汤加味，药证相符，配合中医特色疗法共同促进术后恢复，故患者术后腑气很快已通。到了术后第二阶段，因为经过手术的创伤打击，正气尤其是脾胃正气多已受损，而脾主运化，脾气虚弱则运化无力，运化失常故见湿邪内生，瘀血内停，故此阶段多为脾虚湿瘀互结之象。纵观此患者，脾虚见胃纳欠佳、精神疲倦、面色少华，且脾虚肢体无力荣养故见乏力、动则尤甚；脾虚湿邪内停，故见大便偏烂、舌苔白腻、脉滑；脾虚易致瘀血内停，脉弦为其表现。故术后第二阶段以大补脾气，酌加化湿、化瘀等以促进恢复，药证相符，达到效如桴鼓之力，患者最终恢复如常出院。

病案二

患者，王某，女，48岁，职员，因"卵巢癌术后2个月余，第三次化疗后21天"就诊。患者行卵巢癌全面分期手术，术后病理：双侧卵巢高级别浆液性腺癌，IC期。术后分别行4次（TC方案）化疗。现症见神清，精神疲倦乏力，面色无华，脱发，出汗多，偶有胸闷，偶有腹胀，腰酸，耳鸣，夜尿多，少许恶心，欲吐，大便烂，眠欠佳，纳一般。舌淡暗，苔薄白，脉细弦。查体：生命体征正常，心肺未闻及干湿啰音，腹软，无压痛、反跳痛。全身淋巴结未扪及肿大。血常规：白细胞计数 $2.41×10^9$/L，中性粒细胞计数 $1.2×10^9$/L，血红蛋白98g/L，血小板计数 $51×10^9$/L。西医诊断为卵巢恶性肿瘤化学治疗后Ⅱ度骨髓抑制，中医辨证为脾肾两虚血瘀。中药处方：党参30g，白术15g，茯神15g，炙甘草6g，黄芪30g，浮小麦20g，山药15g，砂仁10g（后下），黄精30g，乌豆衣15g，鹿角胶15g（烊化），陈皮5g。每日1剂，水煎服。食疗：鹿茸炖瘦肉，每天1次，配合火龙灸1周1次。

服药1周后，患者精神明显好转，出汗减少，眠好转，无恶心呕吐，自觉怕冷，夜尿3次/晚，大便正常。舌淡暗，苔薄白，脉沉细弦。复查血常规：白细胞计数 $5.81×10^9$/L，中性粒细胞计数 $4.51×10^9$/L，血红蛋白91g/L，血小板计数 $84×10^9$/L。中药处方更改为党参30g，白术 15g，茯神 15g，炙甘草 6g，黄芪 30g，浮小麦 20g，山药 15g，砂仁 10g（后下），黄精 30g，乌豆衣 15g，鹿角胶 15g（烊化），陈皮 5g，淫羊藿 10g。

服药 1 周，继续鹿茸炖瘦肉，花旗参炖水喝，交替服用，配合火龙灸治疗。1 周后复查血白细胞、血小板正常，患者诸症好转。

按语： 缘该患者卵巢癌全面分期手术后，加之术后多次化疗，耗伤脾肾之气。患者精神疲倦乏力，腰酸，耳鸣，夜尿多，纳闷欠佳，一派脾肾气虚之象，当以扶正补虚为主，补肾必须兼顾健脾，先天后天并重，使血气旺盛和调，精髓充足，提高全身免疫力。方中党参、黄芪、山药益气健脾，黄精、鹿角霜补肾益精，浮小麦敛汗，砂仁、陈皮理气健脾和胃，乌豆衣益气升白，炙甘草益气健脾、调和诸药。食疗中考虑患者大病久病后，同时受化疗药物攻伐，正气严重不足，予鹿茸、花旗参炖汤，大补元气，提高机体免疫力。患者一派脾肾气虚症状，配合火龙灸也达到了调补脾肾、调节阴阳的作用。二诊时患者自觉怕冷，夜尿 3 次／晚，予加用淫羊藿加强温阳补肾之效。黄教授认为，大病久病后，多数患者一派虚象为主，治疗上应注意顾护阳气，阳气主要来源于脾肾之气，脾肾之气是全身脏腑活动的动力，动力充足，机体方有抵御外邪的能力。

病案三

患者，劳某，12 岁，因"左卵巢无性细胞瘤ⅢC 期术后 4 年，发现右侧附件包块 1 年余"于 2015 年 9 月 9 日就诊。

患者 2011 年因无性细胞瘤行左附件切除术，并行 PEB 方案化疗。2011 年 8 月疑似盆腔转移行腹膜后淋巴清扫术，术后病程未见肿瘤组织残留，术后再予 PEB 方案化疗一疗程，至 2013 年未见复发灶。2014 年

7月复查盆腔CT：右侧附件囊性病灶，直径约36mm。2015年7月复查CT：右附件区见类圆形囊性灶53mm×45mm，查CA199：65U/mL，CA125、CA153、HE4、CEA正常。

刻下症见：神清，精神疲倦，面色萎黄，易乏力，无腹胀腹痛，无恶心呕吐，纳一般，眠可，二便调。舌淡红，苔白，脉细弱。西医诊断：①卵巢恶性肿瘤术后化疗后；②右侧卵巢囊肿？中医诊断：癥瘕，辨证为气虚血瘀证。治法：益气扶正，活血化瘀消癥。处方：党参30g，黄芪30g，白术15g，茯苓15g，炙甘草5g，薏苡仁30g，三棱5g，莪术5g，桂枝5g，鳖甲15g（先煎），白花蛇舌草15g，当归10g。两日1剂，水煎服。

二诊：患者经上述中药治疗无特殊不适，2016年7月复诊。患者面色好转，无腹胀腹痛，无恶心呕吐，纳眠可，二便调。舌淡红，苔白，脉细。患者2016年6月月经初潮。月经28～29天一潮，量中，7天干净，无痛经。LMP：6月底，7天干净，量中。辅助检查：2016年2月复查CA199 59.24U/mL，CEA、AFP、CA125、HE4均正常。妇科B超：子宫发育欠佳，左附件未见异常，右附件卵巢囊肿（54mm×39mm）。处方：党参30g，茯苓15g，三棱15g，全蝎3g，黄芪30g，炙甘草5g，莪术5g，白花蛇舌草15g，白术15g，薏苡仁30g，桂枝5g，当归10g。水煎服，两日1剂。患者为外地患者，服药期间身体状况一直良好，一直在当地取药续服。

三诊：患者经上述中药治疗无特殊不适，2017年7月复诊。患者神清，精神好，面色红润，无腹胀腹痛，无恶心呕吐，纳眠可，二便调。舌淡红，苔薄白，脉细。月经规则，量中，无痛经，7天干净。辅助检查：2017年1月1日B超：右侧附件囊性灶，考虑卵巢囊肿可能性大（46mm×39mm，较前缩小），子宫及左附件未见占位。CA199 76.39 U/mL，

CA125、HE4、CEA正常。2017年6月19日我院B超：右侧附件囊性灶（42mm×38mm），考虑卵巢囊肿可能性大，子宫及左附件未见异常。2017年6月16日复查CA199 76.39U/mL，CA125、HE4、CEA正常。处方：三棱10g，党参20g，白术15g，薏苡仁30g，白花蛇舌草15g，鳖甲15g，莪术10g，黄芪30g，茯苓15g，灵芝15g，山药15g。水煎服，两日1剂。患者一直在当地取药续服。后续追踪患者情况，其全身状况可，无特殊不适。2019年1月22日B超：右侧附件囊性病灶37mm×34mm×33mm，子宫及左附件未见异常占位。CA199 57U/mL，CEA、AFP、CA125、CA199正常。右侧卵巢囊肿较前明显缩小，肿瘤未见复发迹象。

按语：该患者为青春期女性，左卵巢无性细胞瘤ⅢC期术后化疗后，发现右侧附件包块患者。患者初诊时症见精神疲倦，乏力，面色萎黄，舌淡红，苔白，脉细弱。B超及盆腔CT提示右侧卵巢囊肿，体积较之前增大。四诊合参，患者一派气虚之象，盆腔有邪实存在，属于虚实夹杂之象。脾气为气血生化之源，后天之本，该患者疲倦乏力、面色萎黄为脾虚之象，卵巢囊肿为邪实之象，故方中用党参、黄芪益气健脾扶正，三棱、莪术、鳖甲活血化瘀消癥散结，桂枝、当归温经活血化瘀，白花蛇舌草抗肿瘤；纳欠佳，苔白，考虑湿邪存在，予白术、茯苓、薏苡仁健脾化湿。二诊时患者面色好转，月经来潮，B超提示右侧卵巢囊肿未见增大，原方加用全蝎攻毒散结，加强消癥力量。三诊时患者全身状况佳，面色红润，复查B超提示右侧卵巢囊肿较前明显缩小，原方去当归、桂枝，加山药、灵芝扶正提高免疫力。黄教授治疗妇科恶性肿瘤，始终重视顾护患者正气，祛邪时不忘扶正，扶正固本为主要治疗大法，不可专攻损正，认为只有正气充盛，方能祛邪外出，留人方能治病。

病案四

患者，曹某，64 岁，老师，因"卵巢癌术后化疗后 1 年余，发现肿瘤复发 1 个月"于 2019 年 4 月就诊。

患者 1 年前行腹式全子宫 + 双附件 + 大网膜 + 阑尾切除 + 腹主动脉旁淋巴结 + 盆腔淋巴结清扫术，术后病理提示右侧卵巢符合低分化腺癌，部分区为透明细胞癌（ⅢA2）。术后行六程化疗（TC 方案）。化疗后定期临床随访。2019 年 3 月 20 日复查全腹 CT：①子宫及附件术后缺如，术区未见明显肿瘤复发征象。②腹膜后下腔静脉前方肿块，较前为新发，考虑转移瘤可能性大（4cm×2.8cm）。③腹膜后、双侧髂血管旁近腹股沟区散在小淋巴结，大致同前。④肝脏、胆囊、脾脏、胰腺、双肾上腺、双肾、膀胱未见明显异常；查 CA125 54.54U/mL，CA153 25.67U/mL，AFP、CEA、CA199、HE4 正常。症见：神清，精神可，面色暗滞，形体偏瘦，偶有下腹不适，无腹胀腹泻，无发热恶寒，无咳嗽咯痰，无头晕头痛，无胸闷胸痛，纳欠佳，眠欠佳，二便调。舌淡暗，苔薄白，脉细弦。患者精神紧张。查体：生命体征正常，心肺未闻及异常，腹软，无压痛、反跳痛。全身淋巴结未扪及肿大。西医诊断：考虑为卵巢癌复发；中医诊断：卵巢癌，辨证为气虚血瘀。中药处方：党参 30g，白术 15g，茯神 15g，炙甘草 5g，首乌藤 30g，灵芝 15g，白花蛇舌草 15g，莪术 10g，三棱 10g，鳖甲 15g（先煎）。水煎服，日 1 剂。鼓励患者每日八段锦锻炼身体。

2019 年 7 月复诊：患者服上述中药后，精神好转，面色红润，无腹胀腹痛，无咳嗽咯痰，无头晕头痛，无胸闷胸痛，纳眠好转，二便调。舌淡暗，苔薄白，脉细弦。患者诉服药后一直全身状况良好，上月开始至外院配合放疗，放疗期间仍坚持服用中药。2019 年 7 月底复查腹部

CT，转移瘤较明显缩小，大小为 2cm×0.8cm。继续予益气化瘀消癥为法，拟处方：党参 30g，白术 15g，茯神 15g，炙甘草 5g，首乌藤 30g，灵芝 15g，白花蛇舌草 15g，莪术 10g，三棱 10g，鳖甲 15g（先煎），全蝎 5g。患者目前仍在继续服药追踪治疗中。

按语：该患者为晚期恶性肿瘤患者，放化疗后肿瘤复发，病程长。从中医的整体观来看，是全身属虚、局部属实，多属正虚邪盛阶段。中药以益气扶正，化瘀消瘤为法。方中党参、黄芪、山药益气健脾扶正，茯苓、白术健脾化湿，三棱、莪术、鳖甲活血化瘀消癥，白花蛇舌草清热抗肿瘤，灵芝益气扶正以提高机体免疫力，炙甘草调和诸药。配合八段锦锻炼缓解患者焦虑情绪，改善睡眠，提高机体抵抗力。患者虽然为肿瘤晚期复发患者，但患者全身一般情况良好，二诊时加用全蝎以加强攻毒散结。恶性肿瘤患者病程长，黄教授认为，治疗必须时刻顾护脾胃之气，用药时常佐用健脾和胃之药，所谓的"有胃气则生，无胃气则死"。

结语

妇科恶性肿瘤为妇科的疑难重症，是发生于妇科生殖器官的肿瘤，"痰、湿、毒、虚"为其主要病理特点。黄教授认为，本病的治疗应当综合治疗，手术及放化疗攻癌为主，中医中药扶正培本为辅。中医治疗需标本兼治，攻补兼施，分清标本缓急以施治。该病属于中医恶疾范畴，治疗上需综合治疗，既认识到中医中药对该病有一定的治疗作用，又切忌夸大中医中药对于妇科恶性肿瘤的作用，而应该在西医治疗的基础上充分发挥中医中药在治疗该病上的"增效解毒"作用。

（吴燕君，梁齐桁，陈颐，廖绮琳）

参考文献

［1］彭海燕，夏宁俊，章永红.章永红治疗妇科恶性肿瘤经验探微［J］.中国中医基础医学杂志，2014（12）：127-129.

［2］宋爱玲，李慧杰.齐元富治疗妇科恶性肿瘤经验［J］.河南中医，2013，33（8）：1232-1233.

［3］刘大胜，王凤，信富荣.沈绍功治疗恶性肿瘤经验拾萃［J］.中国中医基础医学杂志，2015（6）：66-67.

［4］齐聪.妇科恶性肿瘤患者的中医调理［J］.中国实用妇科与产科杂志，2008，24（7）：517-519.

［5］王玉荣，谈勇.中医药在卵巢恶性肿瘤治疗中的应用思路与方法［J］.山西中医学院学报，2005，6（2）：58-59.

［6］胡晓霞.李丽芸论治妇科恶性肿瘤根治术后淋巴囊肿经验拾萃［J］.中医药导报，2017（8）：39-41.

［7］陈梅，刘换霞，谭福红.中医药对妇科手术后胃肠功能恢复作用的研究进展［J］.陕西中医，2018，39（1）：135-136.

［8］任宝红.中医药在妇科肿瘤围手术期治疗中的作用［J］.中国继续医学教育，2016（8）：182.

［9］孙红友.肿瘤患者化疗副反应的中医证候学探析［J］.新疆中医药，2004，22（3）：9-11.

［10］魏自敏.肿瘤患者化疗呕吐的辨证论治［J］.中医临床研究，2011，3（13）:87-88.

［11］郑鸿轩，王应新，靳亲文.扶正镇吐汤治疗化疗延缓性呕吐52例［J］.中医研究，2008，21（1）：46-47.

［12］吴茂林，周红，邓婧.清胃散加味治疗放化疗后口腔溃疡临

床疗效观察［J］.四川中医，2010（12）：96–97.

　　［13］梁翠微，杨兵，杜均祥，等.辨证治疗化疗相关性腹泻26例［J］.安徽中医学院学报，2011，30（3）：32–33.

　　［14］李霞，尹梅，胡春泉，等.肿瘤化疗后毒副反应的中药调理［J］.中医药临床杂志，2002，14（2）：98–99.

　　［15］邱方.中西医结合治疗妇科恶性肿瘤化疗后白细胞下降疗效观察［J］.时珍国医国药，2005，16（11）：1179.

　　［16］吕良，倪国华，林翼金，等.中药治疗老年人顺铂肾毒性31例［J］.中国中西医结合杂志，2000，20（5）：324.

　　［17］程海波，吴勉华.周仲瑛教授从癌毒辨治恶性肿瘤病机要素分析［J］.中华中医药学刊，2010，28（2）：313–316.

　　［18］司徒仪.中西医结合妇产科学［M］.北京：科学出版社，2008.